Nosotras
y nuestros síndromes

Si está interesado en recibir información
sobre nuestras publicaciones,
envíe su tarjeta de visita a:

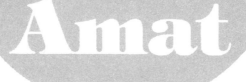

Amat Editorial
Comte Borrell, 241
08029 - Barcelona
Tel. 93 410 67 67
Fax 93 410 96 45
e-mail: info.amat@gestion2000.com

Cathy Hamilton

Nosotras
y nuestros síndromes

Manual de supervivencia
para mujeres

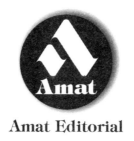

Amat Editorial

La edición original de esta obra ha sido publicada por
Andrews McMeel Publishing, Kansas City, con el título: *Our Syndromes, Ourselves*

© Cathy Hamilton
y para la edición en lengua castellana
© Amat Editorial, S.L., Barcelona, 2001
Traducido por: Aida Santapau
Diseño de cubierta: Jordi Xicart
ISBN: 84-9735-007-3
Depósito legal: B-43.008-2001
Impreso por Novagràfik, S.L., Pol. Ind. Foinvasa,
Vivaldi, 5, 08110 Montcada i Reixach
Impreso en España — *Printed in Spain*

Índice

Para mi familia...

que me quiere a pesar de mis síndromes.

Yo también os quiero.

Agradecimientos

Gracias a la gente de Andrews McMeel Publishing, especialmente a Dorothy O'Brien;

a Mignon, mi madre;

a mis hermanas, Jenny, Wendy y Mary Beth;

a mis abuelas, Kiki y Mere Mere;

a mi suegra, Ellin;

a Emily, mi hija que es una reina de la tragedia y del drama y que me proporciona un pozo sin fondo, lleno de material que puedo utilizar;

a Las Chicas de Loretto de la clase del año 73: Julie, Mary, Sandi, Deb, Connie, Molly, Roe, Janet, Debbie, Nancy, Susie y Eileen, quienes me ayudaron a poner todo lo que hay de «divertido» en lo disfuncional;

a Carol Starr Schneider, mi divertida amiga en la Tierra de LaLa; y a todas las mujeres que padecen alguno o todos estos síndromes y que he conocido durante toda mi vida y que no han perdido su sentido del humor.

Introducción

Gracias a esos avances tan inconcebibles de la medicina moderna, la expectativa media de vida de una mujer del nuevo milenio pasa de los ochenta años. Piense en ello. *¡Ochenta años!* Eso equivale a:

* 10.800 tampones.

* 12.587 tabletas de ibuprofeno.

* 580 cortes de pelo.

* 62 frotis de Papanicolau.

* 80.000 dosis de crema hidratante.

Desgraciadamente, muchas de nosotras vamos a pasarnos la mayor parte de esos años sufriendo retención de líquidos, calambres, retortijones de tripa, palpitaciones, irritabilidad, disfunción sexual, sofocaciones, fatiga incapacitante, osteoporósis y prurito vaginal, por citar únicamente a unas cuantas de las molestias, fastidios y engorros que soportamos las mujeres. ¿Que por qué? Porque somos mujeres y parece ser que ése es nuestro trabajo.

Hoy en día, las quejas femeninas ya han salido del armario. Todos los noticiarios de los países desarrollados hablan de la más reciente y moderna investigación sobre ese trastorno o el de más allá. En Estados Unidos los programas de entrevistas hacen desfilar a innumerables drogodependientes de todo tipo frente a unos televidentes compasivos. Las famosas entran en la Clínica Betty Ford con mayor rapidez de la que usted puede decir «treinta días de libertad condicional». Los titulares escandalosos de los periódicos sensacionalistas dicen «¡La asesina le echa la culpa al síndrome premenstrual!».

Aparte de los titulares sensacionalistas, lo que existe es un tremendo vacío de información. Sí, claro, en las estanterías de las librerías y las bibliotecas encontraremos toda clase de guías médicas y de libros sobre el «bienestar», pero no hay ninguno, hasta ahora, que esté equipado para las mujeres a las que se ha desafiado hormonalmente como usted y yo.

Nosotras y nuestros síndromes arranca del lugar al que no llegan los libros tradicionales sobre la salud. Del síndrome premenstrual al del nido vacío, de la menopausia a la crisis de la mediana edad, las dolencias o trastornos que afectan a la gran mayoría de mujeres, se analizan y se interpretan de una manera de la que jamás se ha oído hablar en la televisión. Los trastornos o estados de salud que se han identificado hace muy poco como la Dra. Lauranoia, la rabia de la carretera y el trastorno de la carencia o déficit de atención vehicular se explican por medio de unos términos nada amenazadores que puede comprender una mujer no profesional en el campo de la medicina y que, de hecho, cualquier idiota puede comprender. Los estudios de casos explicados en primera persona y que han sido escritos por mujeres enfermas que son como usted, nos muestran ¡de qué manera es posible vivir (e incluso *pasarlo bien*) con nuestras disfunciones en la sociedad actual!

Este mundo nuestro es un mundo enfermo, enfermo, enfermo, enfermo, enfermo y ninguna mujer que se respete se atrevería a decir que está libre de síndromes. Después de todo, ¿de qué hablaría en las fiestas y reuniones familiares?

He escrito este libro como una demostración de amor. Si *Nosotras y nuestros síndromes* puede ayudar a que una sola mujer encuentre alivio a la miseria e infelicidad que le causa la reunión que ataca los nervios o el desorden de la reina del drama y la tragedia, mis esfuerzos habrán sido bien recompensados. Y si además resulta que me hace ganar el suficiente dinero para que pueda pagar la factura de la farmacia, que así sea.

Gracias por comprar este libro. Mi seguro está a punto de vencer.

1

El síndrome premenstrual
SPM

Los hechos

En 1931, cuando Estados Unidos se debatía en las profundidades de la Gran Depresión, el Dr. Robert T. Frank presentó a la Academia de Medicina de Nueva York, un trabajo absolutamente rompedor en su campo, titulado «Causas hormonales de la tensión premenstrual.» El Dr. Frank se había fijado en la continua aparición de ciertos síntomas que se producía antes de la menstruación y que incluían a la depresión, la fatiga, la irritabilidad y el ansia incontenible de comer las cosas más raras como por ejemplo, pescado relleno con salsa de chocolate. A partir de la presentación del Dr. Frank, los ginecólogos empezaron a tranquilizar a sus pacientes diciéndoles que era normal sentirse «un poco tensa» en ciertos momentos del mes. La respuesta de las féminas fue abrumadoramente unánime: «¡Igualito que si estuviera a punto de EXPLOTAR!».

Al final tuvo que ser una mujer, la doctora británica Katherine Dalton, la que reconociera que había docenas, sino es que eran cientos de *otros* síntomas, que se presentaban antes de la menstruación:

* Cambios violentos de humor.

* Propensión a sufrir accidentes.

* Una líbido por los suelos o sea, prácticamente inexistente.

* Un apetito como el de Orson Welles...

entre otras maravillas. El término TPM, o sea «tensión premenstrual», era inadecuado y se prestaba a confusiones. En 1954, la Dra. Dalton publicó el «Síndrome premenstrual» en el *British Medical Journal*. El artículo tenía 578.954 páginas. Este estado de salud pasó pronto a ser llamado **SPM**, el gran señor de todos los síndromes y el rey del espectáculo de todos los desórdenes femeninos.

Hoy en día, las mujeres lucen los síntomas de su SPM como si se tratara de una insignia roja como premio al valor. Lo que acostumbraban a ser unas quejas susurradas entre enfermeras o las mejores amigas se han convertido en testimonios ruidosos que se ponen de manifiesto alrededor de la fuente de agua fresca. En cualquier lugar en el que se reúnan mujeres –cafeterías, salitas de descanso y grupos de apoyo– el SPM es el tema de un discurso apasionado y singularmente competitivo:

Mujer 1: *«La noche pasada, me zampé toda una caja de bombones y tres vasos de sangría, le pegué una patada al gato y a las nueve de la noche ya estaba en la cama. Pensé: «que esos demonios de chicos se las arreglen solos.»*

Mujer 2: *«¿Ah, sí? Pues mira, esta mañana, yo me he levantando tan hinchada que he dejado una huella en la almohada como la de la Sábana Santa que guardan en Turín. Luego, un chico ha llamado a la puerta con la intención de venderme no se qué chorrada a beneficio de la banda de su instituto. ¡Si le hubieras visto correr para ponerse a salvo, era patético!»*

Mujer 3: *«Eso no es nada. La semana pasada mi marido llegó a casa a las tantas después de estar jugando a las cartas con sus amigotes y no se le ocurrió otra cosa que despertarme y susurrarme: «¡Hola cariñito! ¿Por qué no eres un poco dulce conmigo? Me quedé quieta haciendo ver que seguía durmiendo, pero lo cierto es que estaba tan furiosa que casi echaba espuma por la boca. A la mañana siguiente el muy burro se despertó completamente cubierto de miel, ¿no quería dulce?»*

Se estima que el porcentaje de mujeres que padecen el síndrome premenstrual está entre el 40 y el 90 por ciento, según con quien hable usted y el día del mes que sea. Las encuestas dicen que, por lo menos, el 50 por ciento de todas las mujeres entre catorce y cincuenta años experimentan algún tipo de SPM durante cualquier mes dado. Los investigadores lo saben porque el 50 por ciento de las mujeres que contestaron a la encuesta escribieron «¡Te los puedes meter por el cu...!» en la sección de «Comentarios de las encuestas.

Así que ¿cómo puede saber una mujer que está padeciendo el SPM? El Centro Kimberly-Clark para la Concienciación respecto al SPM y los productos de higiene que se tiran por el váter nos ofrece una lista de síntomas para el autodiagnóstico:

Es posible que esté sufriendo el síndrome premenstrual si...

1. Acaba usted de darle una patada en las pelotas al muñeco que representa al buen humor en su casa.

2. Está añadiendo gominolas o cualquier otro caramelo a los huevos revueltos.

3. Su esposo, de repente, está de acuerdo con todo lo que usted dice.

4. Toda la gente que está a su alrededor se está escondiendo debajo de las mesas y demás muebles.

5. En la tintorería han encogido todos sus pantalones.

6. Le parece que sus pechos son balones de fútbol o sandías.

7. Acaba de rociar a su párroco con un aerosol anti-robo.

8. Sus hijos se han ido pronto a la cama sin que tuviera usted que pedírselo.

9. Llora cuando ve reposiciones de *Vacaciones en el mar*.

10. Sus tobillos se ponen del tamaño de una secuoya de quinientos años.

A pesar de que hay cientos sino miles de síntomas del SPM, algunos de los más corrientes son:

✻ Sentir el ansia de comer cosas nada habituales.

✻ Irritabilidad.

✻ Agresión y violencia.

✻ Abotagamiento e hinchazón.

✻ Tener muchas ganas de llorar.

Los síntomas

Sentir el ansia de comer cosas nada habituales

Para la paciente con ansias agudas de comida, el SPM puede ser un sinónimo de:

¡Por Favor, Ponme Más Azúcar!

o

¡Por Favor, Ponme Más Sal!

Para la mujer premenstrual no hay ningún sabor que sea demasiado raro o extravagante:

✱ Mantequilla y pepinillos en vinagre.

✱ Bacalao bañado de caramelo.

✱ Pastel de chocolate gratinado con bechamel.

Si el ansia premenstrual por la comida basura es fuerte, puede influir en el patrón de compra de una mujer cuando acude a la tienda de comestibles o al supermercado y las empresas del ramo ya se han fijado en ello. Al comprobar que se han disparado las ventas de croissants o galletas bañadas en chocolate, los helados con frutos secos o incluso galletitas de todas clases, los grandes fabricantes como Hershey, Haagen Daas, Lay y otros han creado divisiones especiales para el «desarrollo de productos premenstruales.» Las patatas Pringles de cebolla y de crema agria, los Hugs de Hershey y los acabados azucarados listos para untar de Pillsbury son resultado directo de los departamentos de Investigación y Desarrollo del SPM.

Irritabilidad

Durante los cinco, seis o siete días anteriores al inicio de su menstruación, una mujer puede sentirse caprichosa, antipática y ser una persona con muy malas intenciones, o para decirlo lisa y llanamente, una completa y absoluta mala pu... Debido a las fluctuaciones desenfrenadas de los niveles de estrógeno, el carácter de una mujer puede inflamarse y explotar ante la más ligera provocación. Durante todo ese tiempo, los médicos recomiendan lo siguiente a la familia y amigos de la paciente con SPM:

* Recuerden que una mujer con SPM siempre tiene razón.

* Eviten los «temas candentes» como la política, la religión y el debate sobre como hay que dejar la tapa del inodoro.

* Deje que sea ella la que tenga el mando a distancia del televisor... ¡pero ya!

* Ni se le ocurra decir jamás: «¡Bueno, cariño, no eres tú quien habla sino el SPM!».

* Jamás, *pero jamás*, pregunte: «¿Oye, pero no hablamos ya de esto hace tres semanas?».

Las mujeres que pasan gran cantidad de tiempo juntas descubrirán, a veces, que sus ciclos mensuales se han sincronizado. Esto significa que toda una asociación, todo un equipo de hockey hierba femenino, o todo el personal de una peluquería podría experimentar, en teoría, la irritabilidad premenstrual al mismo tiempo.

El ejemplo más notable de este fenómeno sucedió en 1994 en Estados Unidos cuando mujeres que padecían el SPM y procedentes de los cincuenta estados marcharon sobre la capital de la nación. Denominada la Marcha del billón de Pu..., resultó ser la multitud más ruidosa, airada y hambrienta que jamás se abatiera sobre el Centro Comercial de Washington, D.C. Los vendedores de alimentos vendieron cantidades increíbles de cacahuetes y polos de chocolate. La oradora que iba a pronunciar el discurso de apertura, Roseanne Barr fue atacada por un grupo de militantes del SPM procedentes de New Haven, Connecticut para robarle su paquete de patatas fritas del MacDonald's. Las retransmisiones en vivo de las cadenas de televisión terminaron de forma abrupta cuando se produjo un motín en la cola de un establecimiento de venta de helados.

Agresión y violencia

La irritabilidad premenstrual, cuando no se somete a tratamiento, puede llegar a transformarse en actos de agresión. Algunas mujeres se convierten, de verdad, en hormonalmente homicidas. Estas víctimas del SPM es frecuente que exhiban señales de aviso bien evidentes –llamadas pidiendo ayuda, si usted quiere– en forma de camisetas con leyendas que dicen:

o

¿Cuál es la diferencia entre una mujer con SPM y un atracador?

Que con el atracador usted podrá negociar

En los últimos años, algunos abogados que comprenden muy bien el estrógeno han empezado a utilizar el SPM como defensa legal. Las mujeres a las que se ha acusado de crímenes que van desde delitos menores a aquellos que pueden ser castigados con la máxima pena, están pidiendo, para ellas y sus rabiosas hormonas, la compasión y misericordia de los tribunales:

Hurtos en tiendas: «¡Señoría, le juro que yo sólo me estaba probando el anillo! Pero ¡resulta que se me hincharon los dedos y no podía sacarme ese estúpido anillo! ¡Lo iba a devolver dentro de unos cuantos días, cuando se me hubieran deshinchado los dedos!»

Vandalismo: «Si usted hubiera visto mi imagen en el cristal de ese escaparate, también lo hubiera roto. ¡Lo único que lamento es que la piedra no fuera el doble de grande!»

Asalto y agresión (Maltrato de palabra y obra): «Le pedí alitas de pollo ¡y me trajo costillas de cerdo!»

Abotargamiento e hinchazón

Una de las cosas que contribuyen a la hostilidad de una mujer es el problema de la retención premenstrual de líquidos. En el caso de las mujeres que tienen propensión a pasarse con la sal y el glutamato monosódico, este síntoma puede ser especialmente grave. Silvia, una analista de mercados de treinta y tres años de edad, habla con franqueza de una mala experiencia que tuvo con la hinchazón:

Ya sé que fue algo estúpido porque iba a tener el período cualquier día de ésos pero mis padres estaban en la ciudad y a ellos les encanta ese pequeño restaurante chino que está a la vuelta de la esquina. Bueno, nos atracamos de pollo Kung Pao, de ternera Szechuan y de cerdo agridulce. Al día siguiente, estaba intentando hacer parar un taxi para que me llevara al trabajo. Llevaba mi capa y mi gorra púrpura intentando ocultar los kilos de más, ya sabéis lo que quiero decir cuando, de repente, me encuentro con ese montón de niños de tres y cuatro años que están aullando a mis pies y que me tocan el estómago, gritando «¡Mira, es el oso Barney! ¡Barney!». Me sentí tan mortificada que tomé el autobús y durante el resto del día ¡no puede sacarme de la cabeza la canción de los dibujos animados del oso Barney!

Ataques de llorera

Puede que el síntoma más inquietante del SPM sean las llantinas incontrolables. Sin aviso alguno, la mujer hipersensible se pondrá a sollozar sin cesar por culpa de la frase de apariencia más benigna. Eso la hace ser extremadamente vulnerable a las críticas, tanto en el trabajo como en el hogar. Por lo tanto los amigos, familiares y compañeros y compañeras de trabajo deberían evitar hacer comentarios como los que aparecen a continuación, a una víctima del SPM:

* Pareces cansada.

* ¿No te parece que estás reaccionando de una forma excesiva?

* ¡Eres tan dramática!

* Hoy estamos algo picajosos, ¿no?

* ¡Mira, igualita que tu madre!

* ¿Y qué hay de la actitud?

* ¿No estarás embarazada?

El tratamiento

El primer paso para controlar el SPM es prever sus «días peligrosos». Algunos ginecólogos recomiendan que las pacientes anoten sus síntomas en un diario o un cuaderno. Otros médicos prefieren que el diario lo lleve la pareja de la mujer o su compañera de habitación para que los datos sean más objetivos y fiables. Lo que sigue son extractos del diario de Juan, el esposo de Berta, de cuarenta años y que es una enferma crónica de SPM.

20 de junio: Berta agradable.

21 de junio: Berta agradable.

22 de junio: Berta agradable.

23 de junio: Hoy, Berta parece preocupada y desorientada. Se pasó veinte minutos buscando las llaves y las encontró puestas en el contacto del coche. Dijo que era culpa mía.

24 de junio: Berta está enojada conmigo. Ha dicho algo de «no se me aprecia lo suficiente». Ha estado llorando 20 minutos por culpa de las «vacas locas».

26 de junio: Berta está inconsolable después de una discusión en el trabajo. Algo de una «conspiración de suministros de oficina.»

27 de junio: Hoy Berta está extremadamente irritable. Ha amenazado al perro y al chico que instala la televisión por cable. Éste no le ha dado importancia y se ha reído. El perro se ha escapado.

28 de junio: Berta se ha encerrado en la habitación después de desayunar y no ha vuelto a salir desde entonces. Los niños están preocupados porque no hay señales del perro.

29 de junio: ¡¡Berta agradable!!

Al final, aparecerá un patrón y el paciente podrá identificar los «días de bandera roja» de su ciclo. Durante estos días, debería esforzarse en evitar la cafeína, la sal, el azúcar, la harina blanca, los objetos afilados, las armas de fuego y que vayan a reparar cualquier cosa a su casa, ¡aunque se trate de la televisión por cable!

2

El trastorno del déficit de atención vehicular

TDAV

Los hechos

Desde que Henry Ford dejó que la Sra. Ford sacara el modelo T para ir a dar una vuelta, los hombres se han estado quejando de que «las mujeres son unas conductoras absolutamente locas». Hoy en día, persisten los prejuicios contra las conductoras. Ése es el motivo de que siempre que vemos a un hombre y a una mujer juntos dentro de un automóvil, nueve de cada diez veces, el que conduce es el *tío*. El mensaje subliminal es:

> *Soy mejor conductor que tú. Mis reflejos son mejores. Mi visión es mejor. Yo acelero mejor. Freno mejor. Por lo tanto soy yo quien debe conducir el coche... por lo menos hasta que lleguemos a la fiesta. Luego, yo me tomaré tres vodkas y te nombraré a ti conductora delegada para el resto de la noche, porque en ese momento mis habilidades habrán descendido a un nivel ligeramente más bajo que el tuyo.*

Esta clase de percepciones machistas no tienen base alguna ya que, estadísticamente, las mujeres siempre han tenido un historial de conductoras mejor que el de los hombres... por lo menos hasta hace poco. En 1999, un estudio realizado por la Asociación de Compañías de Seguros descubrió que las «madres del fútbol» (puede cambiarlo por el deporte que usted prefiera) tenían un 20 por ciento más de accidentes que cualquier otro grupo de conductores. Eso no es ninguna sorpresa para las madres absolutamente agotadas que, cualquier día de la semana e incluso del fin de semana, deben alcanzar velocidades de alta competición para cruzar la ciudad en los cuatro minutos que hay entre las lecciones de informática y el entrenamiento de fútbol. De todos modos los datos son alarmantes.

Los números no engañan. El hecho es que las mujeres se están convirtiendo en una amenaza mayor cada vez para ellas y para los que se cruzan con ellas en la calle o la carretera. Y a pesar de que la investigación no es concluyente, la causa parece ser un desequilibrio genético, un estado de salud llamado **trastorno del déficit de atención vehicular, o TDAV.**

El TDAV es la incapacidad para concentrarse durante períodos largos de tiempo mientras se hace funcionar un vehículo en movimiento. El TDAV se caracteriza por uno o más de los síntomas siguientes:

* Falta de atención.
* Se distrae con una facilidad extrema (por ejemplo, el vuelo de una mosca).
* Débil control de los impulsos.
* Dificultad para seguir los mapas o las indicaciones.
* Uso excesivo del teléfono del coche.

Los síntomas

Falta de atención

La falta de atención puede adoptar muchas formas. Las víctimas del TDAV dicen tener una sensación similar a la del sonambulismo, un estado parecido a un trance que se produce de manera esporádica e impredecible cuando se encuentran al volante de un vehículo. El TDAV es el causante de uno o más de los siguientes comportamientos:

* Saltarse semáforos en rojo.
* Rozar los laterales del coche con las paredes del garaje.
* Dar marcha atrás arrollando carros de la compra, bicicletas o mascotas familiares.

* Incapacidad para oír las sirenas de cualquier vehículo en misión de urgencia.

* Un retraso en la respuesta una vez que el semáforo se ha puesto verde.

* Entrar por el lado contrario al pasillo de dirección única que hay frente a la escuela para recoger a los niños.

* No acordarse de los días en que tiene que llevar o recoger a otros niños.

* Perder cosas que son necesarias para conducir (las llaves del coche, la cartera con el permiso de conducir, las gafas graduadas, etc.).

* No darse cuenta jamás de que el nivel de gasolina está en la reserva, o de que hay cualquier luz parpadeante de aviso en funcionamiento.

* Susana M., madre de tres niños, enfermera colegiada y una persona muy ocupada, nos cuenta su experiencia de TDAV:

Es esa sensación de ser un zombie. Llego a mi destino y no puedo acordarme de cómo he llegado allí, del camino que he seguido, de los semáforos que puedo (o no) haberme saltado, de los peatones que puedo haber abatido, del rastro de muerte que puedo haber dejado a mi paso. No puedo acordarme. De repente me siento así, ¿sabes? Y Dios ayude a la gente que se cruza conmigo (rompe a llorar).

Se distrae con una facilidad extrema (por ejemplo, el vuelo de una mosca)

Las mujeres que sufren de TDAV puede distraerse fácilmente con casi cualquier cosa, como una mosca que pase volando, aunque lo más corriente es que sea por culpa de un hombre guapo.

La mayoría de mujeres son reacias a admitir que son como perros de presa adiestrados para cazar aves, sólo que en su caso se trata de miembros del sexo opuesto y el motivo no es otro que el estigma de «los hombres lo hacen y son unos cerdos, por lo tanto yo también debo ser una cerda». Sin embargo la «Asociación Nacional del TDAV» estima que más del 70 por ciento de mujeres *girarán* la cabeza para contemplar a un macho atractivo que pase corriendo por la calle vestido con unos pantalones cortos más bien escasos y una camiseta de forzudo de circo.

Hay otras vistas que pueden hacer que una mujer se distraiga cuando está al volante. Incluso una mujer atractiva que pase por la calle provocará una reacción, especialmente si es muy delgada o lleva un peinado sensacional o unos zapatos llamativos. A continuación encontrará una lista incompleta de cosas que pueden distraer la atención de una mujer que padece de TDAV:

* Hombres musculosos.

* Mujeres superdelgadas.

* Niños encantadores.

* Bebés.

* Peinados o cortes de pelo sensacionales.

* Carteles, de cualquier tamaño, que anuncien liquidaciones u oportunidades.

* Perros encantadores.

* Casas encantadoras.

* Tiendas de cerámica artesana.

* Gimnasios masculinos.

Andrea W., censora jurada de cuentas de unos treinta y tantos, recuerda:

Iba camino del dentista cuando, con el rabillo del ojo, me di cuenta de que a la entrada del polígono industrial había un cartel de liquidación por cierre del negocio. Sin pensar para nada en mi seguridad ni en la de los demás, crucé directamente tres carriles para poder tomar la salida siguiente, con lo que obligué a un autobús lleno de testigos de Jehová que iban a un bautizo a meterse en una zanja. Me detuve el tiempo justo para asegurarme de que no les había pasado nada y luego me dirigí a toda velocidad a la liquidación. Ahora estoy muy avergonzada. ¡Mucho! Desde entonces he estado pidiendo excusas a la gente a la que hago daño. No hay cantidad suficiente de sillones auténticos de Tailandia que justifique que se arriesgue la vida humana, ¡ni siquiera con el 50 por ciento de descuento!

Débil control de los impulsos

Una mujer que sufra de TDAV tendrá dificultades para controlar los impulsos más sencillos. La manifestación más común y corriente de este síntoma es otro síndrome, el Trastorno Cosmético Compulsivo, o TCC. Se trata del impulso irresistible de arreglar su maquillaje, peinarse e incluso, cambiarse de ropa mientras se conduce. Las mujeres que están en peligro de padecer TCC responderán «sí» a una o más de las preguntas siguientes:

* ¿Ajusta usted, con frecuencia, el espejo retrovisor para mirarse, en lugar de para ver el tráfico que está a sus espaldas?

* ¿Hay más cosméticos en el tablero de mandos de su coche que en el cuarto de baño de su casa?

* ¿Una parada brusca ha hecho, alguna vez, que se aplicara usted lápiz de labios en el cuello?

Las mujeres que sufren de TCC acostumbran a negarlo y por lo tanto no responden a los métodos de terapia más tradicionales. La racionalización es un rasgo común de estos pacientes, que creen que no representan peligro alguno para el público en general.

Silvia T., una mujer de veintinueve años que vive en las afueras de Chicago, escribe:

Conduzco durante una hora para ir al trabajo en la ciudad, cinco días a la semana y prefiero dormir una hora extra que perderla en el cuarto de baño cada mañana. Claro que es posible que sea algo peligroso, pero lo controlo completamente. Me siento orgullosa de decir que puedo hacerme las cejas, maquillarme completamente la cara, rizarme el pelo, cambiar de zapatos y afeitarme las piernas si fuera necesario... sin que mis ojos abandonen jamás la autopista. Una vez, después de que se me vertiera encima toda una taza de café, me cambié de chaqueta y blusa mientras viajaba a cien kilómetros por hora. ¿TDAV? ¡Qué patraña! ¡Es una habilidad de la vida, no un trastorno o una enfermedad!

Otras mujeres creen que el TCC es una preocupación real y es típico que busquen tratamiento en programas de esos de doce pasos o ingresando durante treinta días en una clínica. Sofía, de treinta y dos años, pasante de un abogado que vive en Orange County, California y que en la actualidad asiste a las reuniones de AMAM (Automaquilladoras anónimas móviles) dos veces por semana, nos habla del día en que «tocó fondo»:

Una mañana tenía que entregar un informe en Los Ángeles y se me estaba haciendo tarde. Recuerdo que pensé: no hay problema. Me pondré el rimel de camino, en el coche. Aceleré hasta la entrada en la autovía y me coloqué en el carril del medio, ya que pensé que me llevaría hasta la parte baja de la ciudad sin tener que cambiar demasiado de carril. Había tráfico pero no demasiado. Sintiéndome un poco petulante, conseguí sacar el rimel de mi bolso y me saqué las gafas para darme un toque rápido. Lo siguiente que recuerdo es el chirrido de unos frenos y mi tubo de rimel que caía al suelo. El cirujano consiguió salvarme el ojo pero mi visión periférica ha quedado bastante perjudicada.

Dificultad para seguir los mapas o las indicaciones

Las mujeres que sufren de TDAV pueden desarrollar una especie de «dislexia direccional». Los términos geográficos como norte, sur, este y oeste no significan nada para ellas. Los marcadores kilométricos y los odómetros son inútiles. Muchas víctimas aprenden a compensar todo eso enseñando a los amigos y a la familia a que se adapten a su incapacidad dando las indicaciones en un lenguaje que ellas puedan comprender.

A continuación encontrará un ejemplo de la manera en que Marian O. adaptó las indicaciones que le habían facilitado para llegar a una tienda de muebles. Estos sencillos cambios permitieron que Marian fuera capaz de llegar, de forma completamente independiente, a una liquidación de sofás, con lo que incrementó su autoestima, al tiempo que mejoraba el aspecto de su salita:

ANTES: *Conduce 2 kilómetros y medio hacia el este hasta llegar a Oak Street, luego tres manzanas hacia el sur por Oak hasta llegar a Maple, luego 8 kilómetros hacia el este por Maple hasta llegar a la I-44. Seguir 14 kilómetros hacia el sur por la I-44 hasta llegar a la salida de Highland, 4 kilómetros hacia el oeste por Highland hasta llegar a Muebles Miller (en el lado norte de la calle).*

DESPUÉS: *Ve hasta un poco después de haber pasado el Food Mart, gira a la derecha (hacia la casa de Celia). Pasa de largo por el parque donde acostumbrábamos a ir con los chicos cuando íbamos al instituto. Gira por la calle que tiene la casa de color rosa ácido en la esquina. Conduce unos diez o quince minutos hasta llegar a esa autopista que todo el mundo toma para ir a la granja de árboles de Navidad. Quédate en ella hasta que veas la vieja granja del tío Pedro, gira a la izquierda y sigue un rato hasta que veas el centro comercial de antigüedades donde María compró su sofá cama. Gira después de las sillas Adirondack.*

Uso excesivo del teléfono del coche

La proliferación de teléfonos celulares ha exacerbado hasta el infinito los problemas de las que padecen TDAV. Muchas mujeres no pueden, les es literalmente imposible, dejar de charlar por teléfono mientras conducen a gran velocidad a través de señales de stop, semáforos en rojo y niños a los que hay que recoger y dejar en sus casas u otros lugares. Telefonear desde el coche ya es, en sí misma, una actividad peligrosa, pero se vuelve potencialmente letal cuando se combina con los siguientes comportamientos TDAV:

* La aplicación de lápiz de labios, rimel o colorete.
* El cambio de medias.
* Leer indicaciones.
* Comerse una hamburguesa con patatas fritas.
* Intentar encontrar un chupete en el suelo del vehículo.

El tratamiento

A medida que aumenta la concienciación de lo que representa el TDAV, la comunidad médica y el Departamento de Vehículos a Motor trabajan sin descanso para encontrar una cura para esta peligrosa enfermedad. Se espera que para el año 2.004 ya se habrá encontrado una vacuna.

Mientras tanto, la mejor defensa contra esa enfermedad es la prevención. Los expertos recomiendan que se utilicen grabaciones de audio especiales para tener a raya al TDAV. Están diseñadas para utilizarse en el coche cada vez que una mujer se ponga al volante y lo que hacen es pedirle a la conductora que repita afirmaciones calmantes como las siguientes:

* ✳ *Mantengo los ojos fijos en el camino.*

* ✳ *Miro por el espejo retrovisor.*

* ✳ *Sé, exactamente, a donde me dirijo.*

* ✳ *Estoy vigilando mi punto ciego o ángulo muerto.*

* ✳ *Tengo el control.*

* ✳ *Esa tienda que está de rebajas no me interesa lo más mínimo.*

Si se utilizan religiosamente, las cintas han demostrado que reducen hasta un 60 por ciento los accidentes y otros percances que se producen en y con los vehículos... excepto en áreas densamente pobladas cerca de centros comerciales o en zonas con muchas tiendas.

3

La menopausia y el síndrome perimenopáusico

MYSP

Los hechos

Desde el momento en que nace una niña, su cuerpo inicia un proceso morfológico que no se diferencia mucho del que sufre el Increíble Hulk en un día malo. La grasa de bebé de la niñez se convierte en las rodillas huesudas y el pecho cóncavo de la preadolescencia. Luego, los pechos empiezan a florecer y aparecen las caderas en un lugar en el que antes no había nada por el estilo. La aparición de la menstruación es la causa de unas fluctuaciones de peso que van de 2 a 4 kilos de peso cada mes. Luego vienen los embarazos. La regla desaparece pero la barriga crece hasta llegar al tamaño de la sandía ganadora del premio a la más grande en la feria agrícola. Amamantar a sus hijos somete a las glándulas mamarias a un esfuerzo supremo diario. El cuerpo se encoge y vuelve a la normalidad (si es que ella tiene suerte), sólo para volver a hincharse con cada embarazo. Al llegar a los treinta y tantos o cuarenta y algo, su cabello empieza a volverse gris, sus ojos empiezan a perder el brillo y también algo de visión, sus caderas se ensanchan y sus pechos cuelgan. Entonces y sólo entonces, puede disfrutar de lo que los médicos llaman, irónicamente, «el cambio de vida» o **menopausia**.

La menopausia es un acontecimiento natural por el que los niveles de estrógeno de una mujer empiezan, de forma natural a caer en picado y su cuerpo reacciona destruyendo todo lo que encuentra a su paso.

En el pasado, a las mujeres que habían pasado la menopausia se las consideraba «secas», «entradas en años» o «viejas solteronas», aunque en realidad no lo fueran. Ése es el motivo de que las mujeres mayores jamás pronuncien palabras como «menopausia», «el cambio» o «problemas femeninos» en voz alta. Las transmiten, gracias a sus dedos, en código Morse.

En tiempos más recientes, las organizaciones de mujeres como ONM (Organización nacional para mujeres) y LHAPCR (Las que han perdido todo contacto con la realidad) han intentado dar un giro positivo a la menopausia concentrándose en el «lado bueno» del «cambio»:

* Ya no hay que preocuparse por los embarazos.

* No más regla todos los meses.

* No se necesita dormir tanto.

* Se sienten más «al día».

* Se tienen destellos de profunda perspicacia.

* Se ha adquirido «sabiduría» y «discreción».

* La capacidad de que le salga pelo en lugares que ni siquiera podía haberse imaginado.

Pero por mucho que hayan intentado poner una cara sonriente, la mayoría de mujeres siguen pensado en la menopausia como en algo terrible y espantoso. ¿Por qué? Porque a diferencia de otros síndromes, la lista de síntomas asociados a la menopausia sobrepasaría la capacidad de estas páginas y llegaría a rodear sus pies hasta que no la dejara andar. He aquí siete de los síntomas más comunes y corrientes que van de «lo más enojoso» a «insoportablemente vulgares»:

* Sofocaciones.

* Cambios repentinos de humor.

* Lapsus de memoria o niebla cerebral.

* La «cintura que desaparece».

* Incontinencia.

* Cambios en la líbido.

* Glosopirosis (o lengua ardiente).

Los síntomas

Sofocaciones

Imagínese una afluencia de calor intenso a su cuello y cabeza que hace que las células sanguíneas que se encuentran debajo de su piel se dilaten hasta que parezca usted una remolacha. Se trata de una sofocación o, como le llaman algunas pacientes sospechosamente optimistas, una «oleada de energía». Con una duración que puede ir desde unos pocos segundos hasta unas horas, una sofocación puede hacer que a una mujer se le ponga la cara roja como un tomate, que sude profusamente y que se quite la ropa de encima más deprisa que cualquier bailarina de *strip-tease*.

Las sofocaciones que causan más problemas son las que corresponden a un fenómeno llamado «sudores nocturnos». Tienen lugar cuando una mujer está durmiendo profundamente y, probablemente, soñando con practicar el sexo con Sean Connery. El torrente de calor hace que se despierte, respirando rápidamente, sudando como un caballo, le dé una patada a la ropa de la cama y se quede tal como nació, o sea en cueros. Es realmente asombroso, pero algunos hombres interpretan estos síntomas como una incitación al sexo pero ¡nada podría estar más lejos de la verdad!

Cambios bruscos de humor

El carácter o humor de una mujer menopáusica cambia igual y a medida que los niveles de estrógeno fluyen y refluyen. En este momento puede estar haciendo la cena cantando una canción de la última película de Disney y al siguiente, está partiendo la silla favorita de papá con una sierra. Los cambios de humor pueden confundir muchísimo a la familia y amigos de una mujer, que jamás saben con quien están tratando y con quién lo van a hacer al minuto siguiente:

* La madre Teresa o la madrastra de Blancanieves.
* La princesa Grace de Mónaco o Grace Jones.
* La bruja buena del norte o la bruja mala del oeste.
* La Pilarica o Madonna cantando «Like a virgin».

Lapsos de memoria

La pérdida periódica de memoria reciente (en ocasiones se la llama «niebla menopáusica») puede darle una buena pista en cuanto a que es posible que la menopausia la esté acechando. Eso puede ser muy molesto, especialmente cuando una mujer se da cuenta de que se halla, digamos, en plena estación de servicio y vestida sólo con su camisón. En ocasiones, es difícil discernir si estos «momentos de ancianidad extrema» son debidos a la menopausia o a las preocupaciones de la vida diaria. La serie de preguntas que encontrará a continuación la ayudarán a determinar si está usted experimentando la niebla menopáusica:

1. Su marido quiere utilizar su coche para ir a hacer un recado y necesita sus llaves. ¿Qué hace usted?

   A. Rebusca en su bolso hasta que él dice: «Déjalo. Utilizaré las de repuesto».

   B. Va usted al cuarto de baño porque allí es donde las encontró la última vez.

   C. No puede recordar cuál era la pregunta.

2. Acude usted a una pizzería y hace su pedido.

   A. ¿Se marcha sin recoger el cambio?

   B. ¿Se marcha sin recoger la comida?

   C. ¿Tiene alguna idea de cuál era la pregunta?

3. Son las diez de la mañana de un miércoles.

   A. ¿Se ha olvidado de acudir a la visita que tenía concertada con su médico?

   B. ¿Se ha olvidado de acudir a la visita que tenía concertada con su dentista?

   C. ¿Se está preguntando: «¿Qué hago aquí leyendo este libro? ¡Hace dos horas que debería estar en el trabajo!»?

4. Pierde las gafas con frecuencia y las encuentra...

   A. Encima de su cabeza.

   B. En su nariz.

   C. En la nariz de otra persona.

Si ha respondido usted **A, B,** o **C** a cualquiera o a todas estas preguntas es probable que haya olvidado ya todo lo que ha leído hasta llegar aquí y tampoco recordará nada de lo que lea a partir de ahora, así que... no se preocupe.

La «cintura que desaparece»

Las mujeres tienen tendencia a almacenar la grasa en su cuerpo de tres maneras muy diferentes:

1. En forma de «manzana» (el peso está distribuido en torno a la parte media del cuerpo).

2. En forma de «pera» (el peso está distribuido en torno a las caderas).

3. En forma de «sandía» (el peso está distribuido por todas partes, lo que hace que el cuerpo forme una esfera perfecta).

Durante la menopausia, la distribución de la grasa cambia con frecuencia, lo que hace que las «peras» se conviertan en «manzanas» y, en ocasiones, que las «manzanas» se conviertan en «sandías». A esto se le llama el síndrome de la «cintura que desaparece».

La desaparición de la cintura es debida a una alteración de la relación entre su cintura y su cadera (RCC), o sea entre las medidas de ambas partes de su cuerpo. Si utiliza la fórmula siguiente podrá calcular su propia RCC:

✳ Mida su cintura y divida esa cifra por la mitad (sólo para que se sienta mejor).

✳ Mida sus caderas y divida esa cifra por la mitad (eso es lo que hago yo siempre).

✳ Reste lo que mide su cintura de lo que miden sus caderas.

✳ Multiplique la diferencia por dos, para obtener la cifra que corresponde a su RCC.

✳ Si el numero es 8 o mayor, es usted una «pera».

✳ Si el número es menor de 8, es usted una «manzana».

AVISO: Si obtiene un número negativo, es usted una sandía jugosa y más que madura. Si no está en la menopausia, le falta bien poco.

Incontinencia

La pérdida del control de su vejiga puede darle mucha vergüenza, ser muy inconveniente y darle mucho miedo. Hay mujeres que viven temiendo constantemente que puedan estornudar, toser, ver una película cómica... o cualquier otra cosa que pueda ocasionar una fisura en la presa con la consiguiente pérdida de líquido. Es muy deprimente, especialmente para la mujer que –durante toda su vida de adulta– ha necesitado siempre oír correr el agua, el sonido del mar y estar sentada en el «trono» durante treinta minutos ininterrumpidos para poder dejar una muestra de orina en la consulta del médico. Para estas mujeres, la ironía de la situación es demasiado insoportable.

Los cambios en la líbido

Cuando se trata de sexo, las mujeres que se hallan a punto de tener la menopausia tienen tendencia a cambiar de humor a cada momento. Por un lado, el hecho de estar a salvo de las preocupaciones del embarazo permite que una mujer «actúe de acuerdo con el momento». Por otro lado, los niveles descendentes de estrógeno pueden reducir su deseo de tal modo que, como dijo un marido: «Dejo mi líbido en la puerta». A continuación verá una conversación hipotética entre una mujer menopáusica y su pareja en el camino de vuelta a casa después de ver una película romántica.

MUJER: Mmm, esa escena de amor en el ascensor era tan *ardiente*. Juan, creo que tengo ganas de... ya sabes.

HOMBRE: Mmmm, yo también cariño. Me daré prisa en llegar a casa.

MUJER: No, quiero decir que creo que tengo ganas ahora. Tómame. Tómame *ahora*, Juan.

HOMBRE: ¿Ahora mismo?

MUJER: Mmm, ¡sí! Sí, ahora mismo, Juan. Para, ¡Para aquí y juguemos a hacer funcionar el ascensor!

HOMBRE: Está bien, de acuerdo. (*Parando el coche en el arcén.*)

MUJER: ¡POR DIOS BENDITO, JUAN! ¡AQUÍ NO! ¿CREES QUE QUIERO QUE TODO EL MUNDO Y PARTE DEL UNIVERSO NOS VEA?

HOMBRE: Pero has dicho «ahora»...

MUJER: ¡POR QUÉ SIEMPRE TIENES QUE TOMAR LAS COSAS AL PIE DE LA LETRA, JUAN! TE ENCANTARÍA ESO ¿NO? ¿HACER CONMIGO TODO LO QUE QUISIERAS MIENTRAS TODOS LOS VECINOS NOS MIRAN? ESO HARÍA QUE CORRIERA LA VOZ POR TODA LA CIUDAD DE QUE JUAN ES UN GRAN HOMBRE, ¿NO?

HOMBRE. Pero cielo...

MUJER. NO ME LLAMES CIELO...

(*Rompe a llorar.*)

Lo único que quiero es que nos arrullemos un poco, ¿de acuerdo? Me encanta cuando nos arrullamos porque entonces es como si fueras mi gracioso y enorme oso. ¿Quiere un poco de miel mi gracioso y enorme oso? ¿Hmmm?

HOMBRE: Bueno, si estás segura...

MUJER: Mmmmm, yo quiero tanto a mi gracioso y enorme oso... deja que le demuestre lo mucho que le quiero...

HOMBRE: ¡Ooh, cariño!

MUJER: (*Sentándose.*) Por cierto, la compañía de seguros telefoneó y dijo que querían una segunda estimación del coche antes de estar de acuerdo. ¿TE LO PUEDES CREER? ¡COMO SI TUVIERA TIEMPO PARA IR DE UN LADO PARA OTRO CON EL COCHE VISITANDO TALLERES! SERÁ MEJOR QUE LES LLAMES MAÑANA Y LES DIGAS CUATRO VERDADES. A TI TE ESCUCHARÁN. ERES UN HOMBRE. ¿HACE CALOR AHÍ ABAJO?

Glosopirosis (o lengua ardiente)

Por si los síntomas anteriores no fueran lo bastante malos, la menopausia puede hacer que su lengua esté, literalmente, en llamas. Los expertos atribuyen este trastorno tan raro a cambios hormonales en el entorno bucal, lo que hace que se produzca una tremenda disminución de la saliva, elemento indispensable para tragar, escupir y para silbar «Desde Santurce a Bilbao...». Está claro que el síndrome de la glosopirosis es muy raro, pero es algo de lo que hay que ser conscientes... especialmente si vive cerca de una gasolinera o acostumbra a tomar vodka sin añadirle agua.

A pesar de que las mujeres maduras han estado siendo dolorosamente conscientes del «cambio» durante generaciones, hay un síndrome relativamente nuevo que hace que las mujeres jóvenes se estremezcan dentro de su piel. Se trata de la **perimenopausia** o «El cambio de vida; la precuela». El término «perimenopausia» quiere decir que no tendrá usted que esperar a tener cuarenta y cinco, cincuenta o cincuenta y cinco años para disfrutar de todos los síntomas antes mencionados. ¡Puede tenerlos todos a los treinta y tantos o cuarenta años! Y eso es sensacional, ¿no?

El tratamiento

El estamento médico recomienda la terapia de la sustitución de hormonas para el tratamiento de los síntomas de la menopausia. De hecho, muchas mujeres parecen encontrar alivio combinando, de vez en cuando, el estrógeno supletorio con un vaso de vino, un trago de tequila, o algo de Prozac. Siéntase en libertad de experimentar para encontrar la combinación adecuada para usted.

4

El síndrome de: ¿Tengo el culo gordo?
STECG

Los hechos

A finales del siglo XIX, lo más excitante que corría por las calle de París y Nueva York era el polisón, ese inútil pero extrañamente llamativo rollo o almohadilla de tejido que se colocaba en la parte trasera de una falda. El polisón ocultaba toda una multitud de pecados y proporcionaba un acolchado muy necesario a las mujeres que se veían obligadas a ir sentadas en los duros bancos de los coches de caballos recibiendo -por así decirlo- todos los baches del camino en esa parte tan delicada de su cuerpo y sin nada que absorbiera los golpes. Pero al igual que todas las cosas que se ponen de moda rápidamente, el polisón siguió el camino del orinal, dejando a las mujeres que se las apañaran como pudieran con la dura realidad de sus traseros.

Hoy en día, las mujeres procedentes de países desarrollados, por lo menos las occidentales, prueban cualquier cosa para reducir al mínimo sus traseros ya que no pueden eliminarlos totalmente. Se han empleado vendas frías, calientes, hierbas, masajes, baños de vapor, trajes de goma, cinturones vibratorios e incluso la cirugía, en un esfuerzo para hacer desaparecer unos «derrières» perfectamente buenos. Como resulta que sólo dos mujeres en toda la historia han conseguido, de verdad, hacer que sus traseros se desvanezcan completamente (Twiggy y Calista Flockhart), la población femenina restante se ha obsesionado con la anchura, envergadura y circunferencia de sus culos. Esta preocupación recibe el nombre de Síndrome de: ¿tengo el culo gordo? o STECG.

Por lo que a síndromes se refiere, el STECG es único en cuanto a que afectará, prácticamente, a todas las mujeres del mundo en algún momento de su vida. Gorda o flaca, de huesos grandes o pequeños, con forma de pera o de manzana, el STECG no discrimina a nadie. Esto es lo que lo convierte en un trastorno tan insidioso y devastador. A pesar de que las mujeres con STECG presentan toda una variedad de síntomas, los más corrientes son:

* Fobia a las riñoneras.

* Apretar las nalgas de forma compulsiva.

* Comparaciones inapropiadas de culos.

* Obsesión con los espejos y los cristales de los escaparates.

* Preocupadas por la lycra.

Los síntomas

Fobia a las riñoneras

Las mujeres que sufren STECG es típico que presenten un miedo extremo e irracional a las riñoneras. La riñonera que fue introducida a mediados de los años 80, como una alternativa utilitaria al bolso de mano, permitía que las mujeres transportaran sus artículos vitales de primera necesidad -las llaves del coche, el lápiz de labios, los tampones, el aerosol antirrobos y la tarjeta de crédito- en una pequeña bolsa de nailon unida a una cinta que se llevaba alrededor de la cintura. Las riñoneras podían haber sido el accesorio de moda más sensacional jamás inventado si no hubiera sido por un hecho irrefutable. Hacían que el culo de una pareciera más gordo y más grande que el de la Vaca Paca. Raquel S. de treinta y un años de edad, había sido toda una devota de la riñonera hasta que aterrizó de golpe y porrazo en la realidad en un parque de atracciones:

Compré mi primera riñonera hace un par o tres de años y me la puse para ir a Port Aventura, ese nuevo parque temático. Por primera vez en toda mi vida de adulta podía montar en unas montañas rusas sin preo-

cuparme de que mi bolso fuera a ir lanzando Tampax por todas partes. ¡Era sensacional! Luego, mientras estaba dando un paseo por la China capté en uno de los espejos de un palacio, un vislumbre del mayor culo que jamás había visto en toda mi vida. Pero, ¡sí ese culo era el mío! Al principio pensé que era uno de esos espejos que engañan engordando o adelgazando pero, de repente, me di cuenta de que estaba en los lavabos de señoras! No se trataba de ningún espejismo ni de nada por el estilo. En realidad era el ¡show de los monstruos de la riñonera! Salí a toda velocidad de los lavabos y tiré la riñonera al «Río sin retorno» (por supuesto, después de haber sacado todo lo que llevaba de valor). Todavía hoy, no puedo oler a palomitas con miel o a bocadillos de salchicha de frankfurt ¡sin que me acuerde de la tragedia de la riñonera!

Apretar las nalgas de forma compulsiva

El síndrome del STECG provoca ciertos comportamientos que son decididamente raros y extravagantes. Uno de los más curiosos es la compresión intencionada de las nalgas. Al igual que una mujer aprieta los músculos de su estómago cuando le toman las medidas para un vestido nuevo, la paciente de STECG aprieta los «carrillos» de sus nalgas para dar la impresión, ilusoria claro está, de que tiene un trasero más firme. Se sabe de mujeres tan experimentadas en este ejercicio que han llegado incluso a reducir la medida de sus caderas en 8 centímetros. Desgraciadamente se trata de una técnica sutil y delicada que se tarda años en perfeccionar. Sin un entrenamiento apropiado, las novatas que intenten realizar compresiones de nalgas pueden provocarse una hernia discal o dislocarse la pelvis.

Comparaciones inapropiadas de culos

Las víctimas del STECG están cargadas de inseguridades y lo que exacerba el problema es la inagotable fascinación que les produce comprobar la manera en que su culo se compara con el de todas las demás mujeres del universo. Como ejemplo de lo antedicho he aquí una transcripción de una sesión de terapia de grupo registrada en el «Centro Europeo de Mujeres dedicado la Aceptación Holística del Trasero.» Estas pacientes habían sido admitidas en el programa de rehabilitación del centro de treinta días de duración y llamado: «Cómo amar profundamente a su trasero». Por supuesto, se han cambiado los nombres para proteger la identidad de esas mujeres:

BERTA: Bien, sí... Mi nombre es Berta y... ¿esta camisa de hospital hace que mi culo parezca gordo?

TERAPEUTA: Berta, no estamos aquí para hablar, en este preciso momento, de nuestros culos. Dinos algo sobre ti.

TERAPEUTA: Bueno, vivo habitualmente en Lisboa y trabajo como directora de una oficina. Se trata de una consulta médica donde trabajan doce mujeres, siete de las cuales tienen unos traseros más grandes que el mío. Antes eran seis, pero María Tavores aumentó mucho de peso después de torcerse el tobillo...

TERAPEUTA: Está bien, pasemos a otra. ¿A quién le toca?

CAROLINA: Me llamo Carolina y soy de Vitoria y puedo comprender muy bien a Berta. Ahora mismo me siento muy cerca de ella... *(los sollozos la ahogan)* y... y sólo quiero decir... *(pausas)* doctora, ¿quién tiene el culo más grande, Berta o yo?

TERAPEUTA: ¡Venga ya, Carolina! Para poder curarnos tenemos que dejar de comparar nuestros cuerpos con los de las demás. Tus nalgas son tuyas y debes sentirte *propietaria* de ellas. Está bien. Pero, ¡deja que Berta sea también *propietaria* de las suyas! Ésa es la forma de llegar a una aceptación holística del trasero.

MARGARITA: Yo soy Margarita y eso ha sido tan bonito... *(Suspira).* Yo soy de Levante y por allí hay muchos traseros grandes. Son las paellas y la carne a la brasa con el *allioli* y todo lo demás. Pero yo sé, muy en el fondo de mi corazón, que el tamaño del trasero no tiene importancia. Lo que importa es lo que se hace con él. ¿O se trata de otra cosa? ¡Vaya...! No sé muy bien lo que quería decir. De todos modos, estoy preparada para hacerme amiga de mi culo... siempre que sepa que no es tan grande como el de Berta.

Obsesión con los espejos y los cristales de los escaparates

Cuando una mujer padece STECG, llega a desarrollar una obsesión peculiar de amor-odio con los espejos y otros objetos que reflejan a otros objetos como los cristales de los escaparates. Por un lado, la mujer *necesita* al espejo para evaluar las proporciones exactas de su trasero en cualquier momento dado del día o de la noche. Es irónico, por lo tanto, que sea ese mismo espejo el que le cause el dolor más grande, especialmente cuando el reflejo revela un culo mayor que el culo ideal que ella desea.

Para poder soportar el dolor, las pacientes emplean con frecuencia una mecanismo de defensa conocido como la «transferencia del culo gordo» y que se produce cuando la mujer proyecta sus ansiedades respecto a su trasero al espejo y culpa al reflejo en el espejo de distorsionar la realidad: *¡Ése no es mi culo, lo que pasa es que el espejo engorda!* «La transferencia del culo gordo» puede ser peligrosa, ya que hará que las mujeres se compren unos pantalones caros con una falsa sensación de seguridad, sólo para descubrir al llegar a casa de vuelta de la tienda, que sus traseros parecen más grandes y gordos que nunca.

La preocupación por la lycra

Las mujeres que padecen STECG están buscando constantemente maneras de apretar sus traseros. En un día cualquiera, los departamentos o tiendas de lencería están repletos de enfermas de STECG que se prueban y comprueban los últimos refuerzos. Estas damas coleccionan lycra de la misma manera que Madonna colecciona hombres. Son muchas las que utilizan un código secreto para clasificar a las fajas, los «body», los «panty» con zona alta de control y las fajas pantalón, según tres criterios:

1. Potencia de contención.

2. Precio.

3. Tiempo estimado antes de que la circulación de las piernas quede completamente cortada.

Las lycratélicas se pasan esta información a través de grupos de apoyo, boletines, y páginas web. Algunas incluso han formado clubs de compra para aprovechar los descuentos por cantidad.

El tratamiento

Hasta la fecha, el método más eficaz de tratamiento del STECG es la terapia de aversión o «contracondicionamiento». En un entorno seguro y controlado, se somete al paciente a una «sobrecarga sensorial» de cuarenta y ocho horas seguidas de estímulos relacionados con el culo y las nalgas:

* ✱ Anuncios de Coppertone.

* ✱ Episodios de *Policías de Nueva York*.

* ✱ Monólogos de Eddie Murphy.

* ✱ Combates de sumo.

* ✱ Chistes de mal gusto, concretamente de pedos.

En la mayoría de casos, el paciente tendrá su «crisis» alrededor de la hora cuarenta y dos y manifestará su deseo de no volver a mirar jamás otro culo, incluyendo el suyo.

5

La crisis de identidad
CI

Los hechos

Las mujeres que aparecen en la Biblia lo tenían fácil. Como sólo tenían un nombre –Rut, María, Rebeca, Ester– se ahorraban una fortuna en bordar toallas y en tablillas de piedra. Desgraciadamente, a medida que la gente iba poblando la tierra, los pueblos se llenaban de múltiples Ruths y Marías, obligando a Hacienda o al Tesoro Público a buscar maneras de distinguir a una mujer de otra. Durante un tiempo, lo mejor que se les ocurrió fue algo parecido a:

* María de Nazareth, esposa de José.

* Rebeca de la casa de Isaac.

* Bambi, masajista personal e inseparable del rey Herodes.

La sociedad adoptó pronto el uso de los nombres de familia, el sistema patriarcal que asigna a una mujer el apellido de su padre y luego, el de su esposo. Durante siglos, la gente pensó que esto parecía que funcionaba bastante bien, excepto en raras ocasiones en que el nombre propio de una mujer no terminaba de encajar con el apellido de su esposo, como Marta Lagarta, por dar sólo un ejemplo.

Luego en los años 60, algunas mujeres de pensamiento radical empezaron a preguntarse:

* *¿Quién soy?*

* *¿Qué significa un nombre?*

✱ *¿Por qué llevo esta espantosa chaqueta con flecos, como si tomara parte en una película del oeste?*

y decidieron rebelarse contra el statu quo. Algunas recién casadas decidieron mantener sus apellidos de solteras. Otras decidieron unir sus apellidos con los de sus esposos por medio de un guión. Algunas parejas incluso *combinaron* sus apellidos, lo que dio por resultado un crisol de nuevos apellidos como McFinklestein, Johnsonbogdonovich o García de las Erastrilladas.

Hoy en día, una tasa de divorcio del 57 por ciento combinada con una segunda generación de descendientes de apellidos cruzados y unidos con un guión, ha hecho que las mujeres del tercer milenio se pregunten:

✱ *¿Qué significa o cuál es, ahora, mi nombre?*

Estas mujeres están pasando por lo que se llama una **crisis de identidad.**

Una crisis de identidad es un término que cobija cualquier estado de salud o acontecimiento que hace que una mujer se cuestione quién es ella en realidad. La crisis puede manifestarse de muchas formas y a cualquier edad. Puede producirse sólo una vez en toda una vida o –en el caso de celebridades– diariamente. Las manifestaciones más comunes y corrientes de una crisis de identidad son:

✱ La crisis de cuál es mi nombre.

✱ La crisis del día en que tiene un pelo horrible.

✱ El trastorno de la personalidad disociativa de guardarropa.

✱ El síndrome de llevar ropa interior de prostituta/monja.

Los síntomas

La crisis de cuál es mi nombre

Tal como se ha descrito en la página anterior, esta crisis se produce cuando una mujer se halla en un proceso de transición debido al matrimonio, divorcio o nuevo matrimonio y debe cambiar su nombre de acuerdo con las circunstancias. Últimamente los antropólogos culturales han observado la aparición de casos nuevos de cruces complejos de apellidos ya unidos por un guión en los que una mujer que ha hecho eso con su nombre se casa con un hombre que ha hecho lo mismo. La invitación o participación de boda siempre dice algo parecido a:

> *Roberto García de las Erastrilladas y Alicia*
> *Rupérez-de las Erastrilladas*
> *tienen el honor de invitarle a la boda de su hija*
> *Matilde Rupérez-de las Erastrilladas*
> *con*
> *Jonatán Márquez Astúrez-Martos*
> *hijo de*
> *Carlos Rodolfo Martos y Margarita Astúrez-Martos*

Después de la ceremonia, ¿cómo llamarán a la recién casada?

A. Matilde Rupérez-de las Erastrilladas-Astúrez-Martos

B. Sra. Jonatán Márquez Astúrez-Martos

C. Señorita Ruperas-Marasma

D. ¡Hey, tú!

Y lo que es aún más importante, cómo llamarán a sus *hijos* y ¿habrá bastante sitio en el certificado de nacimiento para todos los apellidos?

Esta crisis que es, verdaderamente, un dilema moderno, es la causante de la popularidad renovada de los nombres propios como Cher, Roseanne, Chayanne y Madonna.

La crisis del día en que (ella) tiene un pelo horrible

Algunos expertos, el 100 por cien de los cuales son hombres, se burlan de la idea de que toda la personalidad de una mujer puede ser alterada, sencillamente, por un día en que tenga un pelo horrible. A estos expertos, las mujeres les responden con un «¡qué va, para ti!» lo que en realidad podría traducirse por «¡mier... para vosotros!».

Un estudio reciente llevado a cabo por el «Instituto Internacional de Asuntos Foliculares» en cincuenta centros comerciales de todo el país, llego a la conclusión de que un día en que se tiene un pelo horrible es el «disparador» más común y corriente de una crisis de identidad.

Para comprender la magnitud del problema, piense en la inversión que una mujer hace en su cabello. Las estadísticas indican que la mujer media utiliza entre doce y diecisiete productos para el cabello cada día, incluyendo champú, acondicionador, tratamiento con aceite caliente, revitalizador del cuero cabelludo, espuma, gel para el brillo, fijador en aerosol, cepillo, peine, pinzas para la cola de caballo, clips, diademas, extensiones y horquillas. Incluyendo un corte normal, tinte y permanente, una mujer puede gastar más de 25.000 pesetas al mes en su cabello, si no tiene costumbre de ir a un peluquero de renombre, ya que en ese caso, el importe puede dispararse hasta el infinito. Por todo ello, ¿puede alguien sorprenderse de que el hecho de que una mujer tenga un día un pelo horrible pueda tener unas consecuencias tremendamente devastadoras?

Y lo que aún complica más las cosas es la actitud de la sociedad que deja entrever, claramente, que «el cabello hace a la mujer». Y de hecho es cierto que *sí* se puede saber mucho de una mujer según la manera en que lleva el pelo:

Cabello largo	=	Una cantante country o de flamenco
Cabello de un volumen enorme	=	Predicadora evangelista por televisión
Melenita hasta la nuca	=	Presentadora de noticias de televisión

Pero cuando se presenta un día en que tiene el pelo horrible, una mujer pierde toda su perspectiva y se olvida, aunque sólo sea hasta el siguiente lavado de cabeza, de todo lo que se había propuesto. ¿Es que sería posible que Dolly Parton cantara ni una sola nota si llevara el pelo aplastado? ¿Se atrevería Hillary Clinton ni tan siquiera a soñar con hacer una campaña llevando extensiones en el cabello? Por supuesto que no. Cuando a una mujer no le queda bien el pelo, no se siente ella misma. Y si no pregúnteselo a cualquiera.

El trastorno de la personalidad disociativa de guardarropa

Es un hecho conocido que ocho de cada diez mujeres son susceptibles de padecer una rara enfermedad no muy diferente de un trastorno o desorden de personalidad múltiple, que puede atacarnos cada vez que vamos a comprar ropa. Ése es el motivo de que en el armario de toda mujer, encontremos tres guardarropas muy diferenciados:

* El guardarropa práctico.
* El guardarropa de moda.
* El guardarropa de «¿En qué diablos estaría yo pensando?».

El trastorno de la personalidad disociativa de guardarropa es una forma común y corriente de la Crisis de Identidad. Un día, una mujer asistirá a una reunión llevando un traje chaqueta azul marino de lo más formal y elegante y al siguiente, acude a una conferencia llevando leotardos, un *sarong* y sandalias de plataforma. A pesar de que los científicos no disponen de una explicación definitiva para esta vacilación extrema de estilos, existe una teoría aceptada: ¡Era lo que estaba de rebajas, estúpido!

El trastorno de personalidad disociativa de guardarropa acostumbra a ser ocasionado por un trauma de la primera niñez relacionado con la ropa. Teresa, una agente de bolsa de cuarenta y dos años nos cuenta su historia:

> *Yo iba a la escuela parroquial, donde se nos exigía que cada día de la semana lleváramos unos vestidos de lana gris, ya que existía un código de vestir muy estricto. Las monjas tenían reglas para todo, excepto para*

los zapatos. Un día en sexto grado, una compañera de clase, Catalina XXX tuvo el valor de ir a la escuela llevando unos botas como las de las de las «go-go» de las discotecas. Nos quedamos todas de piedra. Bueno, la Hermana María Castidad dio una ojeada a los pies de Catalina, la agarró por la cola de caballo y la llevó, casi arrastrando, al despacho de la Madre Superiora. ¡Qué conmoción! Alaridos, lloros y luego el sonido horroroso de un martilleo incesante. En mi vida he tenido tanto miedo. Ese día, cuando salimos de la escuela, pasamos al lado del gran crucifijo que estaba en la parte de fuera de la capilla y allí, clavadas a los pies de Jesús, estaban las botas de «go-go» de Catalina. En ese preciso instante decidí que nadie iba a dictarme a mí la moda. Ese año me expulsaron por culpa de un exceso de violaciones del código de vestuario, pero se lo ofrecí a Catalina.

El síndrome de llevar ropa interior de prostituta/monja

En algún momento alrededor de los treinta años o inmediatamente después del nacimiento del primer hijo, una mujer desarrolla una inexplicable atracción por la ropa interior de algodón que acostumbran a llevar las ancianas. Su necesidad de comodidad supera, de repente, el deseo que sentía en su juventud por la lencería llena de blonda y de un tamaño más bien escaso. Eso causa un grave conflicto interior llamado el síndrome de llevar ropa interior de prostituta/monja.

Por un lado, una mujer quiere desesperadamente sentirse sexy llevando ese tanga negro tan delgado que casi parece de papel y de la mejor diseñadora de moda interior. Por otro, está harta y cansada de esconderse por los rincones para poder sacarse la tira de ropa de entre sus nalgas. Esta dicotomía obliga a muchas mujeres a llevar una doble vida. Antonia B., una pasante de abogado de treinta y dos años que vive en Valladolid, describe su pugna diaria con monja/prostituta:

Durante los últimos ocho años, mi esposo me ha hecho el mismo regalo en mis cumpleaños, Navidad, el día de San Valentín y los aniversarios: un conjunto de braguita y sujetador. Los tengo imitando la piel de leopardo, la de tigre, la de la pantera y la piel de vaca frisona. En blonda roja, blonda negra, de color lavanda y de topos. Los tengo de los que suben el pecho, transparentes, con relleno y sin él. Sin espalda, sin copas y sin tela en la entrepierna. Tengo toda una cómoda repleta de todo eso. Cada ma-

ñana espero a que mi esposo salga de casa para vestirme. *Luego me deslizo hasta el lugar del sótano donde oculto mi provisión secreta de ropa interior de color «blanco limpio». Me pongo unas bragas lisas blancas, un sujetador Playtex de algodón y me voy a trabajar con la ropa interior sexy en mi bolso, por si acaso. Mi peor pesadilla es encontrarme involucrada en un terrible accidente de automóvil y oír que el cirujano le dice a mi esposo: «Su mujer está en el postoperatorio. La enfermera le entregará sus efectos personales junto con esas bragas de anciana».*

El tratamiento

A pesar de que los psicólogos siguen buscando maneras de ayudar a la mujer que padece una crisis de identidad, el «Instituto de las Tres Caras de Eva» ha presentado un tratamiento prometedor ideado por un psiquiatra pionero llamado «el doctor al que anteriormente se conocía por Vince». Se trata de un programa radical que está basado en los antiguos rituales de sanación de los pieles rojas.

El primero de los diez días de estancia de la paciente en el instituto, se la conduce a lo más profundo del desierto, desnuda y llevando únicamente un espejo, una caja de barritas de chocolate con cereales y una revista *People* en su mochila. La idea es que la paciente experimente la «integridad de su ser interno y externo» mientras su personalidad dominante mata a las personalidades auxiliares que se atreven a intentar robarle la comida y el tema de las «Famosas mejor y peor vestidas». Nueve de cada diez pacientes salen del desierto completamente integradas y, esencialmente, curadas.

6

El síndrome del estrés prematrimonial

SEPM

Los hechos

Gracias a los soldados de a pie del feminismo como Betty Friedan, Gloria Steinem y el Doctor Barbie, la sociedad ha cambiado su actitud hacia las mujeres solteras. Una mujer ya no necesita un anillo de boda para sentirse completa. Hoy en día, una m-u-j-e-r puede llevar a casa el tocino, el beicon o las judías, freirlo en la sartén y ponerlo en un plato junto con una ensalada, (o sea que es perfectamente capaz de ganarse el sustento) con el tiempo justo de ver *Ally McBeal*. Puede aventurarse virtualmente en cualquier lugar sin llevar escolta, el cine, los restaurantes, el Monte Everest e incluso el banco de esperma.

La mujer de hoy tiene muchas más cosas que hacer con su tiempo que preocuparse por encontrar un marido. Tiene una carrera, la deuda de sus tarjetas de crédito, el Libro del Club de admiradoras de Oprah Winfrey o de Jane Fonda o de quién sea, el gimnasio, y la Red de Amigos Fantasmas. Su estado civil no es un problema... excepto, claro está, para su madre, hermanas, y todas las tías, primas y amigas casadas que estén dentro de una distancia que les permita interferir.

Una mujer soltera de más de veinticinco años se encuentra sometida a una presión enorme para que encuentre al Sr. Adecuado y para *que lo encuentre AHORA*. Esta presión que los seres queridos «cargados de buenas intenciones» aplican con frecuencia, crea una enfermedad incapacitante que se conoce como el **síndrome del estrés prematrimonial, o SEPM.**

El SEPM ataca aproximadamente al 40 por ciento de las mujeres solteras de más de veinticinco años, al 60 por ciento de las de más de treinta años y a un alarmante 80 por ciento de las de treinta y cinco años y más. (En el caso de las mujeres solteras de más de cuarenta años, las cifras se salen de los gráficos.) En respuesta a estas dramáticas estadísticas, ha aparecido una gran cantidad de grupos de apoyo en todos los países. La «Asociación Nacional para la Mejora de la Gente Soltera» (ANMGS) ha dado grandes pasos para atraer la conciencia de las naciones hacia este grave pero a menudo ignorado síndrome.

El síndrome del estrés prematrimonial causa toda una variedad de minitrastornos que puede afectar negativamente a la salud mental de una mujer soltera. Los más corrientes son:

* La fobia a que te consigan una cita.

* La *barfluenza* de los solteros.

* Anunciolitis personal.

* El síndrome de la eterna dama de honor.

Los síntomas

La fobia a que te consigan una cita

Uno de los subsíndromes del SEPM más comunes es el temor paralizante a las citas a ciegas con un «amigo de un amigo», lo que en ocasiones se llama «fobia a que te consigan una cita». Según el «Centro Nacional de Seguimiento de citas a ciegas» de Cabo Cañaveral, en Florida, noventa y tres de cada cien citas conseguidas, terminan siendo un desastre. Los expertos atribuyen estas estadísticas descorazonadoras a los factores siguientes:

1. Expectativas nada realistas (él espera a Pamela Anderson y ella espera algo más que una Big Mac con patatas fritas).

2. Apariencias engañosas (él asume que sus pechos son reales y ella se imagina que su postizo capilar es una broma para romper el hielo).

3. No tener nada en común (a ella le gustan los «largos paseos por la playa, el buen vino y Nat King Cole» y a él le van las largas siestas en su maravilloso sofá, la cerveza barata y los cómicos cutres»).

La barfluenza *de los solteros*

De vez en cuando, a pesar de que piensa que no debería hacerlo, una mujer con un SEPM agudo sucumbe a la presión de sus pares y entra en el mundo oscuro y surreal que es el bar de solteros. Su justificación: *Es posible que esta vez encuentre a un tipo que quiera hablar conmigo mirándome a la cara y no las tetas.* Esta clase de pensamiento alejado de la realidad es típico de las víctimas del SEPM. Una persona sana se daría cuenta de lo ridículo que es, de verdad, este sueño imposible.

Cuando una mujer con SEPM entra en el entorno de un bar de solteros, se vuelve susceptible a una enfermedad altamente contagiosa conocida como la *barfluenza* o sea la gripe de los bares. Se cree que la *barfluenza*, también conocida como la «neumonía del rock and roll» o la «gripe del bugui-bugui», se originó en la discoteca Studio 54 de Nueva York en Enero de 1971. *Los únicos portadores conocidos del virus son hombres.* Las señales iniciales de aviso incluyen:

✳ La fiebre de discoteca.

✳ Unas frases para ligar que son dolorosamente inaceptables.

✳ Unas manos que parecen los tentáculos de un pulpo.

✳ Una alta tasa de recuperación de los rechazos.

Las mujeres deberían tomar absolutamente todas las precauciones posibles para evitar a los portadores de la barfluenza. Sin embargo, a veces es demasiado tarde para impedir la exposición a esta terrible enfermedad. Elisa F., una ejecutiva de publicidad de veintiocho años de edad, recuerda su primera infección de *barfluenza*:

Estaba bastante oscuro y lleno de humo pero el tipo parecía guapo y casi encantador. Y, a excepción del aroma de Aqua Velva, estaba emi-

tiendo todas las vibraciones adecuadas. Cuanto más hablábamos, más bebía yo. Y cuanto más bebía, más atractivo le encontraba y pronto me encontré invitándole a venir a mi casa. A la mañana siguiente, me desperté y me encontré con el panorama más nauseabundo que jamás he visto a mi lado en la cama. Para tener una idea aunque sea aproximada, pensad en Walter Matthau en esa película en que hacía de un viejo de la Norteamérica profunda que se pelea continuamente con su vecino. Más tarde descubrí que yo había sido víctima de lo que los homosexuales llaman «el efecto cosmético de la oscuridad», uno de los síntomas más corrientes de la barfluenza. *Desde entonces, a los únicos bares a los que voy son aquellos en los que sólo sirven zumos naturales de frutas... ¡y únicamente a plena luz del día!*

Anunciolitis personal

Cuando la presión prematrimonial se hace demasiado intensa, hay mujeres que se ven obligadas a tomar medidas drásticas y a veces peligrosas. La más arriesgada de todas es el anuncio personal. Para las no iniciadas, la experiencia puede ser tan terrible y dar tanto miedo como ver *El proyecto de la Bruja de Blair* teniendo el estómago lleno.

Lo primero que debe hacer la mujer es aprender el complicado código universal –que se presta a grandes, terribles y múltiples confusiones– de los anuncios de solteros:

MSB	= Mujer soltera blanca.
HNCS	= Hombre negro cristiano y soltero.
VHNFSN	= Varón homosexual no fumador sin niños.
MBBiNF3N 2	= Médico blanco bisexual no fumador con tres niños custodia compartida.

Una vez que una mujer ha descifrado el código, debe estudiar cientos de anuncios a fin de encontrar una posible pareja. Puede tratarse de una tarea desconcertante ya que los anuncios personales no son siempre lo que parecen. De hecho, los anuncios falsos se han convertido en un problema tan grande que se ha publicado recientemente un folleto titulado *Anuncios de solteros para bobos: lo que quieren decir en realidad.* A continuación encontrará ejemplos de anuncios reales de solteros, traducidos a su verdadero significado por lingüistas entrenados especialmente para ello:

Anuncio personal real

HSB INTELECTUAL E INSACIABLE, 27 años educado y con cultura europea auténtica, busca mujer bien formada para amistad y más. Sí, tengo un cuerpo y una cara que hacen juego con mi encanto.

VDN, ORIENTADO A UNA RELACIÓN, 35 AÑOS, alto, 80 kilos, busca MS, el aspecto no es importante. Soy ligeramente afeminado y llevo tatuajes. Me gusta montar en bicicleta, viajar, las películas sentimentales, tacto e ingenio. Me gustaría que me contestaran madres solteras.

TEJEDOR DE SUEÑOS, HSB, 41 años, problemas foliculares, honesto, nunca ha estado casado, no arrastra exceso de equipaje, demasiado ocupado para rituales de apareamiento, busca mujer encantadora que no tenga miedo de probar cosas nuevas.

Traducción

SÓLO PARA CHICAS QUE SE LO CREEN ABSOLUTAMENTE TODO, 27 años de edad, hombre blanco soltero, terminó la educación secundaria en el instituto entre el 75% mejor de su clase, salió disparado hacia Amsterdam para poder consumir marihuana de forma legal. Pesa 50 kilos o sea que es un debilucho con acné.

NECESITO AYUDA PARA PAGAR EL ALQUILER, varón divorciado negro, cerca de 40 años, 1 m 65 cms, más de 90 kilos de peso, aceptaría a cualquiera en este momento. Estoy intentando convencer a mis padres y a mi mismo de que no soy gay.

UN HOMBRE QUE SE HA QUEDADO ATASCADO EN LOS AÑOS 70, de 41 años de edad, soltero blanco y calvo, un perdedor que no tiene vida propia digna de mención y que tiene miedo de dirigirse, cara a cara, a una mujer, busca a una para injertos experimentales de cabello.

El síndrome de la eterna dama de honor

Uno de los achaques más debilitantes que padecen las mujeres que tienen SEPM es una clase de trastorno postraumático llamado el Síndrome de la eterna dama de honor, o SEDH. El SEDH aparece en mujeres solteras entre veintidós y treinta y cuatro años que han hecho de damas de honor en más bodas de las que son capaces de recordar. Más del 64 por ciento de estas mujeres presentan los síntomas siguientes:

* Una colección cada vez mayor de trajes horrorosos y zapatos teñidos para ir de conjunto.

* Una aversión violenta al tafetán.

* Temor a los ramos de flores voladores.

* Trastornos de audición, incluyendo tañido de campañas en los oídos cuando suena la marcha nupcial.

Para terminar de complicar el problema, la víctima del SEDH es frecuente que se sienta obligada a entretener a invitados solteros en la recepción posterior a la boda. Eso puede conducir a unos encuentros trágicos en la pista de baile que involucran a chicos de veinte años que han bebido más de la cuenta, que están demasiado excitados sexualmente y que le proponen matrimonio después del primer baile lento.

El tratamiento

Está claro que la única cura de éxito seguro para el síndrome del estrés prematrimonial es el matrimonio. La mayoría de mujeres no están dispuestas a llegar a tales extremos hasta que están seguras de que ya han sufrido lo suficiente.

El siguiente mejor tratamiento es un ardid o truco clásico perfeccionado por Elwood P. Dowd en *Harvey* y Jan Brady, la amiga imaginaria o, en este caso el novio imaginario.

7

La crisis de la mediana edad
CME

Los hechos

En algún momento entre su cuarenta y su cincuenta cumpleaños, una mujer experimentará lo que los profesionales de la salud mental llaman un «momento definitorio de la mediana edad»:

* Descubre su primera cana.

* Asiste a la boda del hijo de su compañera de universidad.

* Se saca, con pinzas, el primer pelo de la barbilla.

* Se compra el primer par de zapatos cómodo.

* Se da cuenta de que tiene *exactamente* el mismo aspecto que en la foto del carnet de identidad o de conducir.

Estos momentos pueden sumergir a una mujer confiada y que no recelaba nada, en las profundidades oscuras del desespero más terrible conocido como la **Crisis de la mediana edad**, o **CME**.

En la sociedad moderna, la CME se ha vuelto tan común y corriente que en algunos barrios de nivel alto, hay un «Centro contra la crisis de la mediana edad» en casi cada esquina. (Podrá detectarlos fijándose en que hay muchos Jaguar descapotables y Harley-Davidson en el aparcamiento.)

La CME es el momento en que se da usted cuenta, de repente, de que su vida ha pasado de la mitad de la expectativa media y que se está quedando sin tiempo para hacerlo bien. Es el momento en que los *hombres* pasan revista a sus vidas y se dan cuenta de que, por lo menos, aún no han conseguido hacer realidad alguna de las cosas que ellos creen que son requisitos indispensables en la vida, como un coche deportivo, postizos capilares tontos y amiguitas en edad de ir a la universidad. Así que, ¿qué es lo que hacen? Compran un descapotable, se colocan esa especie de boina en la cabeza y empiezan a salir con las compañeras de sus hijas.

La crisis de la mediana edad es mucho más profunda, más compleja y mucho menos cara en una mujer. Las manifestaciones pueden ser tan diversas como las propias mujeres:

* El síndrome de debería, tendría, podría.

* Sentir envidia del VUD o sea del 4x4.

* La segunda pubertad.

* Compulsión a someterse a cirugía estética.

* Hipocondría histérica.

Los síntomas

El síndrome de debería, tendría, podría

La mujer de mediana edad en crisis está consumida por los remordimientos: cosas que debería haber hecho, oportunidades que tendría que haber aceptado, hombres que podría haber tenido mientras todavía tenía la posibilidad. Obsesionada por todos los desfiles que han pasado por su lado, se pierde en la vida de fantasía que debería, tendría, o podría haber vivido:

* *«¡Tendría que haber hecho caso a mi madre y no haber abandonado las lecciones de ballet y así podría haber entrado en el Ballet Nacional!»*

* *«¡Si no hubiera sido por esos malditos cigarrillos yo podría haber sido una cantante country!»*

* *«Debería haberme casado con ese médico tan famoso cuando tuve la oportunidad.»*

* *«Yo podría haber sido una supermodelo si no hubiera sido por ese trabajo en esa industria lechera tan importante.»*

Sentir envidia del VUD, o sea del 4x4

Más o menos, alrededor de los cuarenta y uno o cuarenta y dos años, la mujer media se despierta y tiene una revelación sorprendente. Es demasiado vieja para un monovolumen, demasiado joven para un Rolls Royce y demasiado gorda para un deportivo. Así que ¿qué le queda? El vehículo utilitario deportivo, o sea el VUD.

Los VUD o 4x4, han tomado al asalto las carreteras de los países desarrollados y los estudios recientes muestran que un número creciente de conductores de 4x4 son mujeres. Los fabricantes de automóviles están muy al tanto de este hecho. Muchos han empezado a enfocar sus campañas de marketing a las mujeres de mediana edad en crisis, con modelos como el Pathfinder, el Explorer y el Land Rover.

En la mente retorcida de las mujeres de mediana edad, el 4x4 puede transformar a la matrona más poco atractiva en una joven repleta de confianza, el tipo de chica a la que le gusta el aire libre, que pesca con mosca, le encantan las caminatas y las excursiones, lee la revista *Al aire libre* y tiene una línea de crédito ilimitada en las tiendas de material deportivo de primera clase. En cuanto se pone al volante de un 4x4 se «convierte» en esa mujer con el cabello al viento que conquista territorios abruptos fuera de los caminos conocidos... aunque en realidad sólo sean los baches y desigualdades del suelo del aparcamiento del centro comercial.

La segunda pubertad

A causa de los cambios hormonales que acompañan a la mediana edad (véase el capítulo 3, «Menopausia y perimenopausia»), algunas mujeres empiezan a experimentar una especie de pubertad *déjà vu*. Eso puede explicar comportamientos raros como:

* Llantinas incontrolables.

* Ese nuevo guardarropa de Abercrombie & Fitch (o sea, muy raro y carísimo).

* Ponerse maquillaje brillante por todo el cuerpo y pintarse el cabello de colorines para ir a trabajar.

* Frases nuevas como «¡oye tía!» y «Mola, ¿no?».

* Intentar ligar con los adolescentes que le ayudan a llenar las bolsas en el supermercado.

Pero la señal más segura de la segunda pubertad son los tatuajes. Por razones que los profesionales de la salud mental no tienen nada claras, un porcentaje significativo de mujeres de mediana edad deciden permitir que unos extraños grandes y peludos con labios agujereados pinchen repetidamente su piel, con unas agujas llenas de tinta. Desgraciadamente, muchas de estas mujeres descubren que los tatuajes no sólo son *dolorosos*, sino que verdaderamente están pensados para pieles jóvenes y tersas. Isabel, un secretaria de cuarenta y ocho años recuerda su primera visita a un salón profesional de tatuaje:

> *Para mi cuarenta cumpleaños quería hacer algo realmente salvaje así que después de tomarme casi dos jarras de margaritas, me dirigí junto con una amiga a un salón de tatuajes. Elegí un pequeño y encantador cupido e hice que me lo colocaran en la nalga derecha. Me sentí como si fuera una mujer nueva con un secreto muy sexy y ¡a mi esposo también le encantó! Bueno, ocho años y quince kilos más tarde, ese pequeño cupido se parece muchísimo a Harpo Marx. Ni que decir tiene que ahora me escondo detrás de la puerta del armario para vestirme.*

Compulsión a someterse a cirugía estética

Gracias a los avances de la tecnología médica, los cirujanos habilidosos tiene ahora la capacidad de convertir a Janet Reno, la Fiscal General de los Estados Unidos que siendo amable puedo decir que es bastante menos que guapa, en Janet Jackson. Reducciones de barriga, aumentos o reducción de tetas y la liposucción de toda clase son más accesibles y están más al alcance de la economía de casi todas las mujeres de lo que lo habían estado jamás. Esto puede ser un arma de doble filo para aquellas mujeres que encuentran irresistible la idea de una mejora física sin tener que hacer régimen y ejercicio. Pero ¡cuidado! una vez que se empieza es imposible detenerse.

Los hospitales están atiborrados de mujeres que se han vuelto desesperadamente adictas a la cirugía plástica. Si escudriña usted debajo de sus vendajes encontrará la nariz de Meg Ryan, el trasero de Sharon Stone, el estómago de Sarah Jessica Parker y los pechos de Pamela Anderson. Natalia C., de cincuenta y nueve años y esposa de un médico nos explica la atracción del láser:

> *No se trata de vanidad o de orgullo o de la fuente de la eterna juventud. ¡Maldita sea, se trata de la presión de nuestros pares! ¡De la competencia! Si mi amiga se hace arreglar la nariz, yo hago que me arreglen la nariz y los párpados. Si mi vecina hace que le operen los pechos, yo hago que me arreglen el culo y los muslos. Si me pregunta: «¿Si todo el mundo saltara de un puente, usted también lo haría?» Yo le diré: «¿Qué dice? ¿Y estropear esta cara?».*

Hipocondría histérica

Cuando una mujer llega a una cierta edad, es natural que se preocupe más por la salud y los temas de su bienestar. Pero hay algunas que no pueden leer ni una sola frase respecto al último virus o enfermedad infecciosa sin salir corriendo, llenas de pánico, hacia el departamento de urgencias de un hospital convencidas de que se han contagiado. A este fenómeno se le denomina «hipocondría histérica», también conocido por «dolores por simpatía». Además de sentir unos síntomas que no están presentes, los hipocondríacos histéricos pueden tomar un malestar insignificante y convertirlo en una enfermedad que amenaza la vida:

Dolor de garganta	=	Cáncer de laringe
Dolor en el dedo gordo del pie	=	Gangrena
Piel seca	=	Lepra
Dolor de espalda	=	Fallo renal
Piernas doloridas	=	Poliomielitis
Caspa	=	Psoriasis
Resfriado de nariz	=	Adicción a la cocaína

Podrá encontrar a estas mujeres esperando en las antesalas de las consultas del médico, en las clínicas y departamentos de urgencias, aferrando en sus manos ejemplares del *Libro de referencia del médico* y *La guía de la Clínica Mayo de enfermedades realmente asquerosas*. Se saben los síntomas, los períodos de incubación, los métodos de transmisión y los tratamientos recomendados y se los recitarán a la menor provocación.

Una nota positiva es que estas mujeres son las consumidoras principales de los paquetes de entierro planificados previamente y proporcionan unos diagnósticos sensacionales cuando no se tiene un médico a mano.

El tratamiento

Hasta que las investigaciones médicas puedan encontrar un modo de detener completamente el proceso de envejecimiento, la crisis de la mediana edad será un hecho desafortunado de la vida. La mejor filosofía es cambiar nuestra *actitud* ante el hecho de que envejecemos.

Tal como la Dra. Ruth Nomemarees explica en su nuevo libro, *Mediana edad, edad asquerosa y ¡da gracias a Dios por no estar muerta!*: ¡Para la mujer de hoy en día el solo hecho de llegar a la mediana edad ya es toda una victoria! Piense en todas las circunstancias desfavorables que superamos en nuestra temeraria juventud: montar en bicicleta sin casco, conducir coches sin cinturón de seguridad, recorrer Europa a pie pero sobre todo a dedo, escuchar rock and roll a unos niveles de sonido ensordecedores, utilizar drogas blandas, practicar el sexo sin protección y con múltiples parejas, correr sin un sujetador deportivo especial... ¡es un milagro que aún estemos vivas!»

Y si eso no le dice nada, recuerde que la persona que dijo «La vida empieza a los cincuenta» es probable que ya esté muerta.

Claro está que hay casos graves de crisis de mediana edad que no pueden curarse con un simple cambio de actitud y es posible que sea necesario recluir durante mucho tiempo a esas mujeres en un sanatorio situado en lo más profundo del desierto, en el que unos hombres medio desnudos «atienden» a las mujeres mayores.

8

El síndrome de ¿qué es lo que haría Marta?

SQELQHM

Casi una secta

Los hechos

Desde una edad muy temprana, Marta Kostyra Stewart se fijó el objetivo de dominar el panorama doméstico de Estados Unidos. Cuando casi ni andaba aún, se dedicaba a volver a decorar las casas de muñecas de sus compañeras de juego, sustituyendo sus baratos muebles de plástico por aparadores de pino de verdad con sus nudos y todo, así como diminutas alfombras tejidas a mano. Sus reuniones para tomar el té eran legendarias. Cuando cumplió los cinco años, ya cobraba cincuenta pesetas por cabeza por asistir a las conferencias –que siempre estaban a tope de público– que daba sobre «Maneras creativas de untar las tostadas con mantequilla» y «Los 101 usos que puede darse a los finales de lápices de colores.»

En la actualidad es la presidenta y directora general de Marta Stewart Living Omnimedia y tiene más de lo que nunca pudo soñar: una revista, un programa propio de televisión, libros que siempre son éxitos de ventas... y toda una cohorte de discípulas que casi constituyen una secta. De hecho, después de una profunda investigación de su organización, la revista mensual *Control Mental* incluyó a Marta en su lista de líderes de sectas «más peligrosos», sólo por detrás del Reverendo Sun Myung Moon, «Do» of Heaven's Gate y Richard Simmons. En ese informe, los expertos identificaron un trastorno devastador que afecta a un 15 por ciento, más o menos, de las más ardientes seguidoras de Stewart: **el síndrome de ¿qué es lo que haría Marta?o SQELQHM**.

De las 200.000 personas que se dicen que padecen SQELQHM, (sólo en Estados Unidos, porque no se tienen cifras del resto del mundo) el 90 por ciento son mujeres de clase media-alta. (El 10 por ciento restante son varones gay y empleados de supermercados de «hard discount».) Las víctimas muestran uno o más de los siguientes síntomas alarmantes:

* Una utilización obsesiva y compulsiva de la rafia.

* Acaparar pistolas de encolar.

* Vestir de forma deliberadamente «descuidada».

* Excursiones repentinas y sin explicación al «recinto».

* Viajes frecuentes a los hipermercados de «hard discount».

* Vagar por los aeropuertos y otros lugares públicos.

* Aislamiento social.

Los síntomas

Utilización obsesiva y compulsiva de la rafia

Una de las primeras señales del control de la mente por parte de Marta es el uso excesivo e inapropiado de la rafia. Se trata de un producto cien por cien natural que se obtiene de las hojas de la palmera de la rafia en Madagascar y es uno los atavíos favoritos de Marta. Ella la utiliza (además de promocionarla sin pudor alguno) para envolver regalos para las anfitrionas, adornar botes de mermelada y servir de apoyo a plantas que lo necesitan. *Es importante que recuerde que la utilización moderada de la rafia, está bien.* Pero la mujer que padece SQELQHM cruzará la línea y será incapaz de no colocar rafia a todas las cosas que se pongan ante sus ojos.

Mariana B., una ama de casa de treinta y ocho años de edad es una exadicta a la rafia que se está recuperando de su adicción:

Mi problema con la rafia empezó de una manera inocente... un ramo de flores de primavera aquí, una corona de otoño allí. Pronto la estaba utilizando todos los días. Rafia en las lámparas, en las cabeceras de las camas, en los rollos de papel higiénico, en los cascos que los chicos se ponían para ir en bicicleta... ¡ni mi propio perro estaba a salvo! Una noche, mi esposo entró en casa procedente del garage con el montón de rafia más estropeado que yo había visto en toda mi vida. Esa mañana, me había dedicado a poner lazos de rafia en todas sus herramientas eléctricas... sólo para sorprenderle, ¿sabe? Me dijo: «¡Por Dios, Mari, pide ayuda psicológica!». Entonces fue cuando me di cuenta de que esa cosa había llegado demasiado lejos.

Atención, las cosas que verá a continuación *no* deberían atarse con rafia:

* El hilo dental usado.

* Manojos de tampones, por muy atractivo que sea el envoltorio que les hayamos colocado.

* Los cepillos de dientes de toda la familia.

* Los supositorios.

* La hierba (tampoco ésa en la que está usted pensando).

Acaparar pistolas de encolar

Otro indicador precoz del SQELQHM es recoger y almacenar pistolas de encolar, el arma más importante del arsenal de Marta Stewart. Se sabe que ha dicho: «Nunca podrás ser demasiado delgada, demasiado rica o tener demasiadas pistolas de encolar». Sus más ardientes seguidoras se han tomado estas palabras muy a pecho.

Insistimos en que las pistolas de encolar, si se utilizan con moderación y poniendo debajo periódicos o trapos viejos *no* son dañinas ni perjudiciales. Pero desde hace algún tiempo, los accidentes que han tenido lugar con pistolas de encolar han aumentado de manera espectacular. Aquellas personas que proponen que se controle la venta y posesión de pistolas de encolar insisten en que debería limitarse la venta de pistolas de encolar a personas mayores de edad y que se debería exigir su inscripción en un registro a nivel nacional.

En respuesta a ello, la «Asociación Nacional de fabricantes y usuarios de pistolas de encolar» ha reclutado a la propia Marta Stewart para que sea su portavoz. Unos cuidados *spots* publicitarios (que se emiten tanto por televisión como en las salas de cine) de treinta segundos muestran a Marta llevando cuatro pistolas de encolar. Una en cada mano y dos en una pistolera de cuero hecha a mano que lleva colgada en bandolera sobre su delantal. Su mensaje: «Toda persona tiene el derecho inalienable de llevar pistolas de encolar. No permitáis que las acciones de unos pocos bobos chapuceros e incapaces, alejen las pistolas de encolar de las manos de unos artesanos habilidosos y responsables. Recordad: Las pistolas de encolar no escaldan ni queman a la gente; es la gente la que escalda y quema a la gente».

A pesar de esta propaganda, los expertos dicen que no hay motivo para que nadie posea más de *dos* pistolas de encolar, o sea una para cada mano.

Vestir de forma deliberadamente «descuidada»

A medida que la enfermedad va progresando, las víctimas del SQELQHM intentan identificarse aún más con su líder, imitando su manera informal de vestir tanto para la ciudad como para el campo. Su «uniforme» hace que sea fácil reconocer a las «Martófilas»:

* Camisa de denim (dril de algodón) con la parte de atrás del cuello subida (como en las películas de los años 50) y los faldones por fuera.

* Pantalones de color kaki o tejanos blancos (desde el día de Año Nuevo a la noche de San Silvestre).

* Botas altas de lluvia (de goma) o zuecos para el jardín.

* Pulseras trenzadas a mano que llevan las letras SQELQHM.

* Delantal de cocinero o cinturón de cuero para las herramientas.

* Guantes de jardinería o manoplas para el horno a juego con todo el conjunto.

Excursiones repentinas y sin explicación al «recinto»

Una de las señales más inquietantes del SQELQHM agudo es el impulso irrefrenable de visitar el «recinto» se encuentre donde se encuentre. Cada año, cientos de fieles van allí en peregrinación, abandonando familia, amigos y carreras. Allí, unas pocas elegidas reciben unas invitaciones con grabados para entrar en el «recinto», el paraíso pastoral de Marta. Durante una comida muy elaborada que incluye «Coquilles Saint-Jaques», o sea vieiras gratinadas y tartas de kiwi y frambuesa, las discípulas levantan sus dedos meñique y juran:

✱ Entregar todos sus bienes, especialmente las antigüedades y la plata.

✱ Negarse a consumir vegetales en conserva.

✱ Cortar todos los vínculos con los amigos y la familia, especialmente con aquellos que no tienen buen gusto.

✱ Suscribirse de por vida a la revista *Marta Stewart Living*.

✱ No tomar decisión doméstica alguna sin preguntarse primero: ¿Qué es lo que haría Marta?

Julia B. de treinta y seis años de edad, es una antigua seguidora de la secta y una víctima del SQELQHM en proceso de recuperación. Recuerda su viaje al «recinto»:

Recuerdo que después de recibir mi invitación me sentía muy especial. Marta me había elegido... a mí, que vivía en una casucha de un barrio pobre de Villaburros de arriba... para que compartiera el pan con ella en su mesa del siglo XVIII, herencia de familia. Cuando llegó ese día, Marta vino a abrirme la puerta llevando una jarra Waterford en una bandeja de plata. La jarra estaba llena hasta el borde de un líquido rojo centelleante. «¿Quieres un refresco de fresa?» me preguntó y luego echó hacia atrás la cabeza mientras estallaba en una carcajada. ¡Y dicen que Marta no tiene sentido del humor! ¡Como si Marta Stewart pudiera soñar siquiera en servir un refresco de fresa a alguien que tuviera más de tres años! La bebida era, en realidad, vino hecho con un merlot muy delicado pero con cuerpo procedente de sus viñedos. Me hizo sentir cálida y aturdida.

Después de eso no recuerdo gran cosa más... excepto que la vichyssoise era increíble. Ella le había añadido una pizca muy pequeña de curry...

de todos modos, lo siguiente que recuerdo es que volvía a casa con mi recuerdo de la fiesta: huevos frescos de las gallinas de Marta colocados en un cesto de mimbre que ella había trenzado esa misma mañana. Fue entonces cuando empezó la pesadilla...

Viajes frecuentes a los hipermercados de «hard discount»

Después de un intenso período de adoctrinamiento, se entrena a las discípulas más devotas para que recluten a nuevas seguidoras y se las envía al «frente». Cada semana se envían equipos a hipermercados de «hard discount» de todo el país. Todas las reclutadoras utilizan el mismo *modus operandi*: charlar con las compradoras e irlas dirigiendo a las estanterías llenar a rebosar de ropa de cama, toallas y cenefas de Marta Stewart.

Un encuentro típico podría ser algo así:

RECLUTADORA: Mira, ¿estas fundas de almohada no son lo más de lo más?

RECLUTADA: Huy, sí. De lo más.

RECLUTADORA: Y fíjate... aquí está el cubrecama que hace juego. Es adorable, ¿no?

RECLUTADA: Sí. Los cuadros y las rayas están bien. Siempre, por supuesto que sean de colores que hagan juego.

RECLUTADORA: ¿Tienes la revista de Marta?

RECLUTADA: Bueno, no estoy suscrita. La compro de vez en cuando.

RECLUTADORA: Te lo he preguntado porque he visto tu encantador broche con un albaricoque seco. Es exactamente igual que el que Marta hizo en el número de julio del 97. ¿Lo has hecho tú?

RECLUTADA: Bueno, no...

RECLUTADORA: Me encantaría hablarte del último libro de Marta, *Bodas de buen gusto para jóvenes embarazadas.* ¿Dispones de un minuto?

RECLUTADA: Bueno, no sé.

RECLUTADORA: Podríamos ir a la cafetería y tomar un bocadillo de pan integral.

RECLUTADA: No, está bien.

RECLUTADORA: Te invito.

RECLUTADA: Ah, de acuerdo.

Vagar por los aeropuertos y otros lugares públicos

Los equipos de discípulas se congregan a menudo en aeropuertos y otros lugares públicos en los que piden a la gente que pasa por allí que les dé conchas marinas, madera de la que atrae la marea o cualquier otra cosa que pueda ser adecuada para utilizar en la confección de artesanía. Reparten folletos con el título de *El CAMINO para llegar a quitar la espina de un pescado* o *Cómo desbrozar el camino que lleva al cielo con un cepillo de cerdas naturales*. Es frecuente que pasen sus domingos y días festivos vendiendo abono para semillas o tierra para macetas en las aceras de la ciudad. (Algo que te revelará sin lugar a duda la presencia del SQELQHM es que las manos o la ropa de alguien huelan a tierra.)

Aislamiento social

Al igual que Julia B., la mayoría de víctimas del SQELQHM experimentan una aterradora espiral descendente entre tres y seis meses después de visitar el recinto. La mayoría informa que se siente absolutamente extraña y alienada de los amigos y familiares, incluso aquellos que proceden de una «buena cepa». La compulsión obsesiva de dar fiestas temáticas y de tener animales de corral en el patio de atrás o en la terraza de su casa (las asociaciones de vecinos pueden irse a hacer puñetas) llega a desanimar y alejar a la gente, lo que hace que las discípulas tengan una existencia solitaria en la que se encuentran solas en su hogar con el único consuelo de sus edredones acolchados y sus vinagres de hierbas. Al sentirse aisladas y abrumadas intentando llegar a unos niveles imposibles de alcanzar para cualquier que no sea la apropia Marta, muchas de las víctimas del SQELQHM se hunden en un pozo de desesperanza que no tiene fondo.

El tratamiento

El SQELQHM puede curarse, pero sólo puede hacerlo un asesor profesional de salida (lo que antes se conocía como un «desprogramador»). Dirigiendo un «equipo de intervención» de dos o más miembros de la familia afectada, el APS emplea diversas tácticas para «romper» la vinculación emocional que la víctima tiene con Marta y su doctrina doméstica. Algunas de las estrategias de más éxito incluyen obligar al sujeto a:

* Quitar todas las etiquetas de los estantes y aparadores.

* Hacer un pastel con un preparado comprado en una tienda.

* Tomar toda una comida utilizando únicamente el tenedor de ensalada.

* Llevar una ensalada de patata adquirida en una tienda a una comida campestre de ésas en que todos los asistentes llevan algo para comer.

* Beber vino de un «mal año».

* Poner en lejía la tela de muselina de color crudo natural.

* Comprar plantas y flores de plástico.

A pesar de que la mayoría de intervenciones tengan éxito, es posible que los asesores profesionales de salida sugieran que se realicen sesiones de seguimiento, en caso necesario. Algunas discípulas de las más envenenadas por la secta pueden hacer ver que están desprogramadas el tiempo necesario para que se dé por terminada la intervención y luego volver, unos meses más tarde, a las costumbres de Marta. Para ellas, no hay esperanza alguna.

9

El trastorno del estrés postraumático

DEPT

Los hechos

La mujer media, durante toda su vida, experimentará entre diez y catorce acontecimientos traumáticos constatables. Estos incidentes pueden ser tan lesivos y potencialmente perjudiciales que los hospitales de algunas ciudades han abierto «centros para traumas emocionales» sólo para pacientes femeninas. La «Clínica Farrah Fawcet para Mujeres Histéricas» de Los Ángeles, California es una de las mejores instalaciones de esta clase de Estados Unidos y puede que del mundo y en su nómina de clientes figuran celebridades como Courtney Love. La Clínica Fawcett es la que establece el estándar para el tratamiento de un síndrome devastador llamado **trastorno de estrés postraumático**, o **TDEPT**. A continuación encontrará los siete acontecimientos más estresantes que pueden provocar el TDEPT.

1. Una mala permanente.

2. La depilación para poder llevar bikini.

3. Las citas a ciegas procedentes del infierno.

4. Las mamografías.

5. Las promociones de peluches.

6. Viajes por carretera con los niños.

7. Ir de compras con mamá.

Los síntomas

Una mala permanente

Todas las mujeres sienten una cierta ansiedad cuando se acurrucan en el sillón de su estilista y piden un nuevo «peinado». Pero cuando lo que les recetan es una permanente, se disparan toda clase de alarmas en el cerebro. (¡Peligro! ¡Peligro! ¡Alarma excepcional! ¡Sal corriendo! ¡Escapa a toda máquina!) La mayoría de mujeres hacen caso omiso a estas señales optando, en cambio, por dejar que su cabello sea procesado con unos productos tan tóxicos que ni la Dow Chemical se atrevería a tocarlos. Estas soluciones dejan el cuero cabelludo casi en rescoldos y oliendo a líquido de embalsamar. La mayor parte de las veces, esos rizos a lo Shirley Temple que usted pidió y que le han costado entre cinco y diez mil pesetas acaban haciendo que se parezca a Annie, la huerfanita después de haber metido la cabeza en un baño de ácido. El resultado final hace que las mujeres salgan corriendo buscando un lugar donde ocultarse y ayuda profesional. (Los registros de admisión de 1999 muestran que la clínica Fawcett atendió a más de 950 mujeres en su Unidad de Permanentes. Sólo Dios sabe cuántos casos de malas permanentes se las tuvieron que arreglar sin poder ser sometidas a tratamiento.)

La depilación para poder llevar bikini

La Dra. Shosanna Wynonna Weinstein de la clínica Fawcett dice que algunos de sus casos más conmovedores son los de las pacientes que han pasado por una depilación excesiva o descuidada de las ingles para poder ponerse bikini: «Cada día veo seis e incluso puede que siete mujeres que han quedado severamente traumatizadas por una depilación negligente de la zona de las ingles y limítrofe. Entran tambaleándose y dando saltitos en la Unidad de Traumatología, con las piernas abiertas y protegiéndose la parte interior de sus muslos con las manos. Es algo tremendo de ver y da mucha pena. Claro que podemos tratar los síntomas físicos con un poco de bálsamo calmante y compresas frías en las ingles. Pero es posible que las cicatrices emocionales no se curen jamás».

Las citas a ciegas infernales

Más del 30 por ciento de las mujeres que sufren un trastorno de estrés postraumático son supervivientes de citas a ciegas infernales. Estas mujeres han soportado indignidades sin cuento ocasionadas por algunos de los hombres más molestos y fastidiosos que se pueda imaginar. Las supervivientes se ven atormentadas por recuerdos de citas interminables con chiflados, niños de mamá, pulpos y cerdos sudorosos. Estefanía B. de veintiséis años de edad y diseñadora gráfica, experimentó el TDEPT después de una cita a ciegas con un procesador de datos:

Tengo esta pesadilla recurrente. Estamos sentados en un restaurante después de haber pasado cuatro horas en una feria de ordenadores. Me siento como si estuviera agonizando. Él decide que sería «divertido» pedir la comida en un lenguaje inventado como hacen a veces los niños, e insiste en que sea yo quien lo haga. «Venga» dice y a mí no me queda más remedio que hacerlo. A nuestra camarera no le hace maldita la gracia y para asegurarse de que mi humillación sea total y completa, él le dice que es mi cumpleaños sólo para que no nos cobren el postre y nos pongan la canción de «Feliz Cumpleaños». A veces, cuando me despierto de ese sueño, me encuentro en un restaurante escondiéndome debajo de una mesa.

Las mamografías

Alrededor de los cuarenta años, las mujeres toman parte en el ritual de mediana edad conocido como la mamografía. Para las no iniciadas, el procedimiento puede ser altamente traumático y especialmente para la mujer que no esté acostumbrada a que otra mujer le toque los pechos, sin mencionar el que se los amasen como si fuera masa de pan y se los aplasten hasta extremos increíbles, dentro de un cepo electrónico.

Clara S., una madre de cuarenta y un años nos cuenta una historia muy común y corriente:

La habitación donde realizaban las mamografías era engañosamente bonita, las cortinas y el papel que cubría las paredes eran de un delicado estampado tipo inglés y para llenar los impresos había bolígrafos de color de rosa. No era ni de lejos igual de intimidadora que la consulta del médico... ¡ni una báscula a la vista! ¡Ni siquiera me importó tener que ponerme ese camisón de papel, de color rosa y abierto por detrás que me habían dado! Entonces, Helga, la técnico que iba a hacer la mamografía, entró en la habitación. Helga era una mujer alemana grande y robusta con unas manos frías como el hielo y olor a col agria en su aliento. En apariencia, Helga tenía un mal día y mis tetas estaban en el lugar adecuado en el momento equivocado. Después, cuando yo intentaba devolver su forma a mis joyas, la oí decir con una cierta presunción en la voz: «¿Volverás cada año, verdad? ¡Es bueno para ti!». Hasta el día de hoy no puedo ni mirar a un bratwurst sin que se me aparezca su rostro.

Las promociones de peluches

Si un inmenso hipermercado de juguetes dedicado a la venta al detall tiene sesenta ositos de peluche vestidos con el uniforme del equipo de fútbol favorito de la ciudad y a la hora en que se ponen en venta acuden cuatrocientas mujeres, ¿cuánta gente habrá quedado lisiada o permanentemente desfigurada para cuando consiga llegar a la caja?

Lo calcule usted como lo calcule, lo cierto es que los peluches son perjudiciales para su salud. En los últimos cinco años, los médicos de urgencias han visto como las lesiones relacionadas con los muñecos de peluche se han incrementado en un 16 por ciento anual. El registro de casos parece el de una unidad MASH, o sea el del servicio médico de primera línea de batalla.

* Mujer caucásica de treinta y cinco años de edad, ingresada con heridas punzantes en la cara y cuello después de una promoción de la «Vaca Paca» en unos grandes almacenes.

* Mujer hispana de veinte años de edad, con laceraciones de tercer grado en ambas manos después de asistir a una venta especial de «Octo el pulpo» en un Toys»R»US.

* Mujer afroamericana de cincuenta y nueve años, con múltiples contusiones y hemorragia interna, traída en ambulancia desde un gran centro comercial en el que se celebraba el Día de la Abeja Maya.

Puede que usted se pregunte: «¿Quién es el culpable de esta moda, más bien vicio, de adquirir peluches?». El Dr. Brumoso Niebla del famosísimo «Centro de Traumatología para accidentados por peluches» en Detroit, Michigan, tiene la respuesta: *«La violencia que provocan los peluches ha traspasado todas las fronteras sociales, raciales y económicas. En mis veinticuatro años de experiencia postraumática, puedo decir honestamente que la manía de los peluches es la única fuerza de la Tierra capaz de convertir a una madre de lo más educado y con el mejor carácter del mundo en una verdadera furia».*

Al igual que la pacientes que se depilan para poder llevar bikini, las víctimas de la violencia provocada por los peluches se recuperarán físicamente. Pero los efectos psicológicos durarán mucho tiempo. Tenga mucho cuidado porque las víctimas de la violencia «peluchil» se mueven entre nosotros y al igual que muchos carteros, están siempre a punto de saltar a la menor provocación.

Viajes por carretera con los niños

Todos los años, la clínica Farrah Fawcet para Mujeres Histéricas se encuentra con un incremento notable de ingresos en los meses de julio y agosto. ¿El motivo? Las vacaciones de verano. Los viajes por carretera de la familia, ese ritual perenne que se supone que debe ser relajante y vigorizante, es frecuente que lleve a las mujeres al borde de la locura. Las mujeres que padecen TDEPT provocado por los viajes por carretera presentan los síntomas siguientes:

* Zumbidos en los oídos.

* Un miedo terrible a los arcos dorados (tipo McDonald's).

* Oye «voces» que dicen «Aún no hemos llegado?», «¿Cuántos minutos más?» o «¡Sara acaba de vomitar encima de los bocadillos!».

A estos pacientes, los médicos acostumbran a recetarles una semana de descanso en la cama en habitaciones acolchadas y en total aislamiento. Sin embargo, la mayoría de expertos dice que la clave está en la prevención. A las mujeres propensas al TDEPT se las anima a que eviten las vacaciones en familia hasta que todos los miembros de la misma sean mayores de veintiún años. Incluso entonces no olvide viajar en coches separados.

Ir de compras con mamá

Algunos de los casos de TDEPT más difíciles de curar son los de las mujeres que han sobrevivido a viajes de compras con sus madres. Se necesitan meses y, a veces, incluso años para que esas veteranas de mil batallas se recuperen de la guerra de ingenios en los grandes almacenes. Josefa M., de veinticinco años de edad y fisioterapeuta, recuerda su último encuentro madre-hija en el vestidor de una tienda muy elegante:

> *Fue toda una emboscada. En mi cumpleaños, mamá me invitó a comer en ese pequeño restaurante francés que es mi favorito. Mientras tomábamos café me dijo: «¡Y de regalo, te voy a llevar de compras a ver si encuentras ese traje nuevo que querías! ¡Será tan divertido! ¡Sólo nosotras, las chicas solas!». Lo siguiente que recuerdo es que estoy en el probador llevando sólo la ropa interior y teniendo al lado veinte trajes, cinco vendedoras y nueve compradoras sin identificar. Se han dividido en dos equipos y están discutiendo si lo mejor es el crepé de lana azul marino o el jersey negro mate. Intento escabullirme aprovechando el caos, pero mamá me toma del brazo y me dice: «Tienes una cara tan preciosa. ¿Por qué no podrías apartarte el cabello de la cara de vez en cuando?».*

El tratamiento

En el caso de la mayoría de pacientes de TDEPT, los expertos recomiendan un sencillo procedimiento láser que borra la experiencia desagradable de la memoria. En la mayoría de hospitales eso puede hacerse en las consultas externas. Los efectos secundarios pueden ser una visión borrosa, tumefacción y movimientos irregulares de tripas. En casos extremos de malas depilaciones y permanentes, las pacientes deberían exigir que les devolvieran el dinero.

10

La reunión *nervosa*
o sea, la que ataca los nervios
RN

Los hechos

Durante décadas, los antropólogos han intentado explicar el motivo de que unos adultos que por otra parte están cuerdos y tiene la cabeza bien sentada sobre los hombros acudan en bandadas a sus ciudades natales cada cinco o diez años para beber, abrazar y saludar entusiástamente a gente que en el instituto o en la escuela privada les trató con si fueran basura. La reunión del instituto, una institución perenne, es típico que sea un acontecimiento de fin de semana, organizado por las pocas antiguas amigas que no han ganado peso desde el bachillerato. Después de una búsqueda larga y exhaustiva de antiguas compañeras de clase (muchas de las cuales se han apuntado a programas de protección de testigos para escaparse de esta clase de actos), se envían las invitaciones con los colores del instituto:

Viernes por la noche:

Romperemos el hielo en El Calamar Loco.

Podrás beber todo lo que seas capaz de aguantar.

Sólo antiguos alumnos. O sea, los maridos y las mujeres
se quedan en casa.
(¡¡Órdenes de Mona!!)

Sábado tarde:

Visita al instituto guiada por las animadoras actuales...
(¡¡Carlos, las manos quietas!!)
Nos encontraremos en la puerta del lado sur.
(Quitaos las joyas, hay detectores de metales.)

Sábado noche:

Cena y baile en el Salón de Actos del Instituto.
Buffet Polinesio / Barra libre.

Se concederán premios al:
Chico/a que no haya cambiado ni pizca.
Chico/a con el mayor valor neto.
Chico/a que siga en pie a las tres de la madrugada.

Los hombres y las mujeres responden de forma diferente a estas invitaciones. Los hombres rodean el fin de semana con un círculo en su calendario, hacen la reserva de avión y pierden la invitación rápidamente. La mujer toma nota de las fechas en su agenda, llama a varias líneas aéreas para comparar las tarifas, hace la reserva y luego, rápidamente, se acobarda. A medida que la realidad de que la reunión se avecina va entrando en su mollera, muchas mujeres desarrollan un trastorno degenerativo pero temporal llamado **reunión *nervosa*.**

La reunión *nervosa*, o sea la que ataca los nervios o RN, es una enfermedad que progresa en cinco fases:

* Negación.
* Ira.
* Regateo.
* Depresión.
* Aceptación.

Los síntomas

Negación

Esta fase acostumbra a producirse unos momentos después de recibir la invitación para la reunión. A pesar de que la prueba está frente a ella en escarlata y oro, la mujer rehúsa creerselo que ve frente a sí:

> «*Es imposible que hayan pasado veinte años! ¡Si el mes pasado terminé mi tratamiento para el acné!*»

> «*Tiene que haber alguna equivocación. Debe haber otra María Alicia Castrorodríguez que asistiera a la clase del 73 de la Academia Excelsa.*»

> «*Pero si acabamos de tener una reunión del instituto. ¡Todavía tengo el cuello lleno de chupetones que lo demuestran!*»

Durante esta fase una mujer se apartará de la sociedad, restringiendo sus actividades normales. Buscando cualquier estímulo que distraiga su atención de la invitación, recurrirá al consuelo de las viejas costumbres. Eso durará aproximadamente entre dos y cuatro días, o hasta que se acabe el coñac o el Agua del Carmen, si es que pretende disimular.

Ira

En esta fase, la mujer está furiosa y busca a quién o a qué echarle la culpa:

> «*¡Me gustaría saber cómo consiguieron encontrarme! Me he divorciado tres veces y tengo un número de teléfono que no aparece en la guía... ¡quién son ésos, el FBI, la Interpol o qué?*»

> «*¡Maldita sea esa animadora del demonio, Rosita Culo Inquieto! Sabe muy bien que acabo de tener un bebé que sólo tiene seis años. ¡Sólo porque ella tenga la misma talla anoréxica y ese culo como un champiñón no significa que tenga que restregármelo por la cara! Se cree que no tendré el valor de ir. Bueno, pues ya verá esa...*»

En muchos casos, la ira da origen al desafío y la víctima de la reunión *nervosa* se encontrará marcando la casilla de «Claro que iré» en la tarjeta de respuesta.

Regateo

Ahora la mujer hace un trato con Dios:

«Si el mes que viene me ayudas a perder quince kilos, te prometo que devolveré todas esas películas de Mel Gibson a Blockbuster.»

«Sólo un pequeño ascenso a vicepresidenta, Dios, y nunca volveré a llevarme ni un clip de la oficina.»

«Sólo te pido un terremoto pequeñito, Señor. Lo suficiente para hacer un poco de daño a la estructura del Instituto. No tiene que morir nadie.»

Por supuesto, todos los regateos y ofertas del mundo no conseguirán que la intervención divina detenga la reunión. (A pesar de que se dice que *hubo* un incidente en Iowa en que un tren de mercancías lleno de ganado descarriló, abriendo un camino de destrucción y de caca de vaca a través del Instituto de Enseñanza Superior de Cedar Hollow sólo unos minutos antes de que la clase del 78 llegara para celebrar su gala conmemorativa.) A medida que se va acercando la fecha de la reunión, la realidad se va haciendo patente.

Depresión

A diferencia de los hombres, que en su curva de maduración, no tienen lugar alguno al que dirigirse después del instituto que no sea hacia *arriba*, una mujer con reunión *nerviosa* se enfrenta a una posibilidad perturbadora:

¿Es posible que yo floreciera demasiado pronto?

Lo que aún lo complica más son los masoquistas «viajes por el camino de la memoria» –hojear viejos anuarios, fotos, programas, cartas de amor–, todos recordatorios tangibles de que jamás tendrá un aspecto mejor que el que tenía a los diecisiete años. Esta realización sorprendente catapulta a la mujer a una profunda y oscura depresión para la que la única cura es: **el apoyo o confirmación de su antiguo novio**, o **CAN.**

Una de las maneras en que una mujer puede tranquilizarse y pensar que «todavía tiene aquello» es que su antiguo novio la siga encontrando atractiva. *Ésta es la prueba de fuego que utiliza más de una paciente de reunión* nervosa. Al dirigir nuevamente su energía hacia el antiguo novio, sale disparada de su pánico y entra en la última fase de la enfermedad: la aceptación.

Aceptación

Ahora la mujer tiene algo en que concentrarse. Un objetivo si usted quiere. El de dejar boquiabierto al antiguo novio con su ingenio, su sentido de lo que es propio y un nuevo conjunto de vestir que ella no se puede permitir o en el que no cabe. No importa que él esté gordo, casado con seis hijos, calvo, sin dientes, o arreglándoselas para ir tirando con un sueldo de camarero. Si el antiguo novio pronuncia las palabras: «No has cambiado ni una gota» la reunión será un éxito. Ahora lo único que tiene que hacer es perder quince kilos, hacerse reflejos en el pelo y un tratamiento facial.

Cuenta atrás nervosa aguda

A medida que el momento de la reunión se va aproximando, la mujer que padece de RN se sumerge en lo que los expertos llaman el «Viejo nuevo yo». En un intento infructuoso de hacer que el tiempo vuelva atrás, una mujer presenta los síntomas clásicos de la reunión *nervosa*:

* ✳ Se mata de hambre haciendo régimen como una loca.

* ✳ Tiene la manía de que la maquille un experto.

* ✳ Prepara un guardarropa nostálgico.

Se mata de hambre haciendo régimen como una loca

Alrededor de unas cuatro semanas antes de la reunión, la víctima de RN somete a su cuerpo a unos malos tratos horrendos –dietas líquidas, baños de vapor de tres horas y vídeos de Richard Simmons, Jean Fonda, Cindy Crawford o cualquier otra estrella con un cuerpo maravilloso que asegura que es facilísimo conseguir uno como el suyo– todo en una fútil intentona de volver al peso que tenía en el instituto. Y lo que es trágico es que, la mayoría de mujeres no se dan cuenta de que en 1991, de acuerdo con la Ley de conversión involuntaria a un nuevo sistema métrico, todas las básculas del mundo fueron vueltas a calibrar para que indicaran un peso *mayor* en 11 kilogramos. Y eso significa que una mujer que pesara 50 kilos en 1973 pesa *ahora* 61 sin haber aumentado un solo gramo. Desgraciadamente, la mayoría de mujeres no recibe esta información a tiempo.

La manía de que la maquille un experto

Cada sábado, los mostradores de cosmética de los grandes almacenes están repletos de señoras a las que están maquillando unas mujeres con unos rostros *increíbles* que llevan batas de color pastel. Las encuestas realizadas en los mismos almacenes indican que el 79 por ciento de estas consumidoras tienen que acudir a una reunión de su vieja escuela al cabo de una semana, si no esa misma noche.

Tal como atestiguará cualquier asesora cosmética a la que no dejan ni un minuto en paz, muchas de estas compradoras tienen unas expectativas absolutamente irreales respecto a lo que el maquillaje puede y no puede hacer. Las solicitudes más populares son:

* Pómulos como los de Audrey Hepburn.

* Cejas como las de Brooke Shields.

* Labios como los de Julia Roberts.

* Ojos como los de Uma Thurman.

* Un rubor natural como el de Mónica Lewinsky.

Después de soltar 12.000, 20.000 e incluso 35.000 pesetas, la mujer saldrá de la tienda con un kit de maquillaje que no tendrá nada que envidiar al de una maquilladora de Hollywood. Desgraciadamente, cuando la mujer intente aplicarse los productos, es frecuente que acabe pareciendo una *drag queen* y esto puede dar pie a confusiones desagradables en la reunión.

Prepara un guardarropa nostálgico

En ocasiones, dos o más mujeres se reúnen y deciden que sería «divertido» vestirse y asistir a la reunión llevando sus:

* Uniformes del club de animadoras.
* Pantalones de pata de elefante.
* Los vestidos que llevaron en su baile de graduación.
* Pantaloncitos «cortos», pero cortos de verdad.
* Blazers azul marino y faldas de tablas (Sólo las de colegios de monjas).

Éste es un ejemplo de lo que jamás debería hacerse porque *nunca* es una buena idea.

El tratamiento

Unas de las técnicas que tiene más éxito en el tratamiento de la reunión *nervosa* es el «ensayo de la reunión». Se trata de que la persona «haga prácticas» de verdad, asistiendo a una reunión de una escuela o instituto desconocido, elegida al azar. Después de inscribirse en la mesa en la que se entregan las tarjetas con un nombre supuesto, la mujer puede ir pasando entre la gente, sin que la afecten los viejos estereotipos, asociaciones o los novios que ponen cara de desaprobación. Sólo entonces se dará cuenta de las verdades universales por lo que respecta a la reuniones de escuela o instituto:

* Las mujeres envejecen con *mucha* más gracia que los hombres.
* Las animadoras siguen siendo airosas y animadas.
* Usted se deshizo de su antiguo novio por una razón increíblemente buena.

11

El síndrome de Thelma y Louise

STYL

Los hechos

Hasta no hace mucho tiempo, el lugar de una mujer era el hogar de la familia. Excepto por una cansada excursión semanal a la ciudad para comprar azúcar, harina, manteca y si era necesario una fugaz visita al médico, la mujer pionera jamás escapaba del regazo de su familia. Ni por un solo y bendito momento.

Sin embargo, eso cambió cuando a la pionera americana Bessie LaMont de Cogsville, Ohio, se le ocurrió una trama ingeniosa para poder alejarse, tanto ella como sus amigas, de los ojos vigilantes de sus esposos. La llamó «la reunión para hacer edredones». Se celebraba tras las puertas cerradas de la iglesia local y era una reunión sólo para mujeres en la que se intercambiaban chismes, charlas más bien poco delicadas sobre el sexo y, sólo para cubrir el expediente, se hacían colchas y edredones. Las tertulias de Bessie eran notablemente salvajes y en ocasiones duraban hasta mucho más tarde de las ocho de la noche, cosa inaudita para la época. Los que pasaban cerca de la iglesia podían oír, en ocasiones, como las mujeres gritaban cosas como «¡Hurra! ¡Viva! ¡Vamos!» y «¡Cuéntanoslo, Modesta, cuéntanoslo!». Ésas fueron las primeras noches en que las chicas salieron solas, de las que se tiene noticia en la historia.

A medida que fueron pasando las generaciones, las mujeres siguieron encontrado maneras creativas de escaparse de los confines del hogar. En los años 60, empresas como los cosméticos Avon y los plásticos

Tupperware captaron la tendencia y la aprovecharon para elaborar su estrategia de marketing. Haz salir a una mujer de su casa: dale una taza de café o una copa de vino y unas galletitas y exfolia sus poros o haz que pruebe un cacharro para guardar la lechuga, o cuaquier otra cosa y estará tan agradecida, que comprará lo que sea que le ponga por delante.

Hoy en día, las noches en que salen las chicas son tan comunes y corrientes que, en cualquier noche en cualquier ciudad, se puede entrar en un bar y detectar un grupo de mujeres, con una copa de martini en la mano y cantando «Baby Love» en la pista de baile. Este comportamiento es el resultado de un trastorno neurológico temporal llamado **STYL**, o sea **síndrome de Thelma y Louise.**

El **STYL** se presenta cuando unas mujeres, por otro lado cuerdas, estables y de buen comportamiento ,sienten una compulsión incontrolable de abandonar sus hogares y comportarse como adolescentes, rameras o en casos extremos, como hombres.

Las tres manifestaciones más comunes del STYL son:

La fiesta de despedida de soltera

Se trata de la correspondencia femenina a la fiesta de despedida de soltero sólo para hombres y se celebra para señalar la última vez que una novia puede irse de parranda y despendolarse sin que se le tenga en cuenta. Una despedida de soltera que se precie de serlo y haya sido bien preparada puede convertir a la paloma más dulce y sumisa en una verdadera prostituta. Y de hecho ése es el motivo de que esta tradición sea tan popular. Las fiestas acostumbran a seguir un itinerario común:

21:00	Se reúnen en el restaurante para cenar.
21:01-21:10	Gritan, se abrazan, piden aperitivos o cócteles.
21:10-21:20	Admiran los nuevos conjuntos, peinados y el anillo de compromiso de la novia.
22:20-22:00	Piden aperitivos y cócteles, se insinúan a los hombres.

22:00-23:00	Piden la cena y las bebidas y se absuelven las unas a las otras por romper los regímenes.
23:00-24:00	Toman el postre, café y copas insinuándose a los hombres que están a su alrededor.
24:00-24:15	Se trasladan a un club al otro lado de la ciudad, insinuándose a todos los hombres con que se encuentran.
24:15-1:00	Piden copas. La novia abre los regalos. Ropa interior comestible, juguetes sexuales y posa vasos (siempre hay algo práctico entre todo el montón).
1:00-2:00	Van a un local de *strip-tease* masculino. Dan alaridos y se comen con los ojos y con las manos a los chicos del espectáculo. Ponen el sueldo de una semana en el tanga del chico negro o mulato.

La fiesta de divorcio

Cuando se trata de animar a las tropas en una emergencia, las mujeres son como generales en jefe. Y cuando una mujer se divorcia, todas sus amigas acuden en masa a prestarle un oído compasivo y cantidades inmensas de bebidas (a poder ser de alto octanaje), pañuelos de papel y chocolate.

La fiesta de divorcio es típico que siga el mismo itinerario que la despedida de soltera (véase apartado anterior) con tres excepciones notables:

1. La invitada de honor se deja el anillo en casa.

2. Nadie le regala posavasos a una mujer divorciada; y

3. Siempre hay alguna zorra que intenta llevarse a casa al chico negro o mulato.

El fin de semana de estrella de cine

A medida que la enfermedad avanza, hay algunas víctimas del STYL que ya no quedan satisfechas con pasar una noche fuera de vez en cuando. El fin de semana de estrella de cine es una ampliación de la noche en que las chicas salen solas y acostumbra a involucrar unas noches más salvajes, líos en los hoteles, y compras sin límites en ciudades grandes y cosmopolitas. Yo siempre he sido capaz de detectar a estas mujeres en el Rockefeller Plaza de Nueva York, mientras están esperando salir en *Today*, el programa de televisión. Perfectamente peinadas, pero ligeramente confusas por culpa de lo sucedido la noche anterior, estas son las mujeres que llevan una corona de plástico de la estatua de la Libertad y que sostienen en alto unas pancartas que dicen: «¡Hola chicos! ¡Enviad dinero! ¡Me he gastado todos los cheques de viaje pagando la fianza para salir de la cárcel!». El vestuario y las frases pueden ser ligeramente diferentes en Londres, París, Berlín, Roma o Madrid pero la intención es exactamente la misma. Lo sé de buena tinta.

Los comportamientos siguientes van asociado al STYL:

* Consumo excesivo de bebidas alcohólicas.

* Las no fumadoras, fuman.

* Bailan chica con chica.

* Compulsión a acudir y participar en los karaokes.

Los síntomas

Consumo excesivo de bebidas alcohólicas

Para los *chicos*, el ingrediente principal de una noche de juerga son las bebidas alcohólicas en general y la cerveza en particular. Los hombres no parecen disfrutar de nada –fútbol, póquer, chicas que bailan desnudándose, lucha libre profesional– a no ser que tengan una cerveza en la mano. Las mujeres tienen tendencia a discriminar más y eligen una bebida que sirva de complemento a la ocasión:

Compromiso = vino o champagne

Divorcio = martinis

Fin de semana de estrella de cine = cava (en el desayuno), daiquiris (en la comida); martinis (en la hora feliz) y vino (en la cena); y cualquier cosa que le sirva el barman el resto de la noche.

Las no fumadoras, fuman

En 1985, el Cirujano General de Estados Unidos, C. Everett Koop presentó unas estadísticas sorprendentes procedentes de un estudio federal realizado por el lobby del tabaco y que costó 7 millones de dólares. El estudio reveló que hay aproximadamente 1,5 millones de mujeres «no fumadoras» que, cuando se ven expuestas a mujeres fumadoras en entornos en los que se sirve alcohol, encienden cigarrillos y echan humo de un modo similar al de las chimeneas de Londres. Estas fumadoras dicen que la racionalización de esos comportamientos tan insalubres es una o varias de las siguientes:

* «Sólo fumo cuando bebo.»

* «Las otras chicas han hecho que yo lo hiciera.»

* «Pero no me trago el humo.»

Como tienen miedo de ser descubiertas y regañadas por sus hijos que las vigilan, estas mujeres ocultan que han utilizado el tabaco gracias al chicle, al perfume y a unos perfumadores de aliento curiosamente fuertes.

Bailan chica con chica

Cuando la cantidad de alcohol que ha consumido sobrepasa el límite máximo de ingesta de una mujer, la víctima del STYL pierde sus inhibiciones y sucumbe a las tentaciones de bailar con otra chica. Para muchas mujeres, el baile con alguien de su mismo sexo no es gran cosa. Lo han estado haciendo, por defecto, desde que iban al instituto. Pero incluso la mujer más conservadora que cree que bailar debería ser siempre una actividad macho-hembra saltará a la pista de baile como una lesbiana en éxtasis cuando suenen ciertas canciones.

En un experimento realizado por el Instituto Radcliffe para el Estudio avanzado del baile chica con chica, los investigadores descubrieron que el 87 por ciento de las mujeres heterosexuales, después de consumir un promedio de 2,8 cócteles, bailarán, a sabiendas y conscientemente, sin una pareja masculina cuando suenen las canciones siguientes:

* «Disco Inferno.»

* «Devil with the Blue Dress On.»

* «Stop, in the Name of Love.»

* «I Will Survive.»

* «Hawai, Bombay.»

* «Una lágrima cayó en la arena.»

* «Un pasito palante María.»

Compulsión a acudir y participar en los karaokes

Al igual que bailar chica con chica, tomar el micrófono del karaoke puede resultarle irresistible a una mujer que se encuentre bajo la influencia del STYL. De nuevo, la presión de sus pares y el consumo de bebidas alcohólicas entran en juego cuando una mujer, en contra de su propio parecer, se humilla subiendo al escenario ante un público completamente extraño para desafinar cantando «The Way We Were» o «Crazy». Las estadísticas muestran que el 90 por ciento de todas las experiencias en el karaoke terminan mal, y los recuerdos siguen torturándoles a las interesadas incluso años después de la actuación.

Hace poco, una organización nacional para fomentar la conciencia de lo que es y representa el karaoke, «Ciudadanos a favor de la Reforma y Prohibición del Karaoke», lanzó una campaña de adhesivos para los parachoques de los automóviles de las mujeres que salen de vez en cuando solas con otras chicas. Su eslogan es:

¡LAS AMIGAS DE VERDAD NO PERMITEN QUE SUS AMIGAS
CANTEN EN EL KARAOKE!

El tratamiento

En condiciones normales, el síndrome de Thelma y Louise seguirá su curso y se disipará a la conclusión del acontecimiento en el que únicamente participan chicas. Sin embargo, en algunos casos raros una noche en que las chicas salen solas o un Fin de semana de Estrella de cine puede convertir el STYL en un estado mental permanente. En estos casos extremos, los médicos recomiendan que las mujeres se mantengan absolutamente alejadas de los bares en los que se cante o se baile música country, de Bradd Pitt, de Antonio Banderas, del Gran Cañón del Colorado, de la Giralda de Sevilla y de la Puerta de Alcalá de Madrid.

12

La Dra. Lauranoia

DL

Los hechos

Desde que la Dra. Laura Schlessinger, en Estados Unidos, inundó las ondas con su propia marca de «predicar, enseñar e importunar», ha acumulado miles de oyentes leales, ha vendido montones de libros y ha impulsado a incontables mujeres a viajes de expiación de culpa sin retorno. La buena «doctora» (el doctorado es en fisiología) cuyo programa se emite por más de quinientas emisoras de radio, recibe más de doscientas mil llamadas al día de gente que busca, desesperadamente, respuesta a preguntas apremiantes sobre la vida, tales como:

* ¿Debería casarme con mi novio dogradicto mientras estoy embarazada o esperar a que salga de la cárcel?

* ¿Es justo que tenga rencor a mi padrastro sólo porque estranguló a mi gato?

* ¿Se enfadará mi marido si mi antiguo novio viene a vivir con nosotros unos cuantos meses, mientras está en libertad condicional?

* ¿Estoy moralmente obligada a ir a la boda de mi mejor amiga si desapruebo el color de los vestidos de las damas de honor?

* ¿Cómo puedo conseguir que mi familia respete mis creencias por raras que sean?

En realidad sólo unas pocas docenas de llamadas consiguen entrar cada día. A esas pocas elegidas, la Dra. Laura –mientras está en el aire– les reparte consejos moralmente correctos y les hace preguntas de las que hacen pensar y cuya esencia es siempre: «¿Señora, cómo puede ser tan estúpida?». La Dra. Laura reparte el adjetivo «estúpida» igual que Marta Stewart reparte sopa. Y, al igual que las seguidoras de Stewart, las devotas de Schlessinger están dispuestas a someterse a los ultrajes e insultos más brutales e incesantes.

Hace poco, los científicos del «Centro para el Estudio de las personas malas como modelos de rol», han empezado a investigar el fenómeno de la Dra. Laura. Al realizar estudios longitudinales desde la posición de decúbito prono y doble ciego, con algunas de las más ardientes seguidoras de la doctora, los expertos han identificado un trastorno conductual que parece estar alcanzando proporciones de epidemia en Estados Unidos y que se sabe con certeza que está invadiendo los demás países desarrollados del mundo, aunque bajo otros nombres: **Dra. Lauranoia.**

Los síntomas

Clasificado con un subtítulo bajo la clasificación psicológica de «amedrentamiento postraumático causado por una personalidad radiofónica», Dra. Lauranoia es el miedo abrumador e irracional de que todo lo que usted ha hecho en toda su vida ha sido estúpido, ya que según la Dra. Laura, nueve de cada diez mujeres son más estúpidas que una vaca estúpida. De hecho, la estupidez es la especialidad de la Dra. Laura y ése es el motivo de que esa palabra aparezca en los títulos de tantos de sus libros:

* *Diez cosas estúpidas que hacen las mujeres para estropear completamente sus vidas.*

* *Diez cosas estúpidas que hacen los hombres para estropear completamente sus vidas.*

* *Yo estoy bien, tú eres estúpido.*

* *Bagatelas para las almas estúpidas.*

* *No sufras por las cosas estúpidas.*

* *Mujercitas estúpidas.*

La mayoría de víctimas de la Dra. Lauranoia son oyentes regulares que viven a través de la gente a la que escuchan en el programa. Se toman a pecho los dilemas morales de los que llaman y escuchan con una fascinación culpable como la doctora se acerca sigilosamente para asestar el golpe mortal:

DRA. LAURA: *Marina, bienvenida al programa.*

MARINA: *Hola, Dra. Laura, creo que es usted lo mejor que nos ha sucedido desde que Dios nos visitó.*

DRA. LAURA: *Naturalmente. Pero, ¿qué puedo hacer para ayudarte?*

MARINA: *Bueno, soy la mamá de un angelito.*

DRA. LAURA: *Excelente. ¿Un elito chico o un elito chica?*

MARINA: *¿Qué es un elito?*

DRA. LAURA: *¿Qué pasa, es usted estúpida? ¡Quiero decir que tres bobos completos con un índice de inteligencia colectivo de treinta y cuatro sabrían qué es un elito! ¡No me lo diga! Es usted un producto de la escuela pública.*

MARINA: *Bueno, en realidad...*

DRA. LAURA: *¡Gelito, bebito, cachorrito! Como mi gelito Carlos. El otro día me dijo la cosa más encantadora que se puede decir. Me dijo: «Mami, cuando sea mayor quiero ser igualito que tú... sólo que con un peinado diferente y sin tetas». ¡Qué encanto de criaturita!*

MARINA: *Bueno, de todos modos el otro día la canguro estaba...*

DRA. LAURA: *Perdone. Usted me ha dicho que era la mamá de un angelito.*

MARINA: *Sí, tiene cinco...*

DRA. LAURA: *Lo lamento, no lo comprendo. No puede usted decir que es la mamá de un angelito si tiene una canguro.*

MARINA: *¡Pero sí que lo soy, Dra. Laura. Incluso tengo la camiseta y todo lo...*

DRA. LAURA: *Espere un momento. ¿Es que no me ha oído? Acabo de decir: «No puede usted decir que es la mamá de un angelito si tiene una canguro». Va en contra de las reglas. ¿No se lo dijo la seleccionadora de la llamada?*

MARINA:	*Pero, yo...*
DRA. LAURA:	*¡Felipe! ¡Despide a la seleccionadora! Marina, es obvio que es usted otro patético producto del movimiento feminista de izquierdas que cree que se puede ir por ahí diciendo «Soy la mamá de un angelito» cuando tienen una canguro. Cuelgue. Cuelgue y piense en lo que acaba de decir, puerca, asquerosa, ramera... ¡Váyase a hacer puñetas!*

Con estas conversaciones demoledoras a las oyentes les pasa lo mismo que con los accidentes de automóvil, saben que no deberían mirar, pero no pueden evitarlo. Estas clase de tendencias sadomasoquistas son comunes y corrientes en las víctimas de la Dra. Lauranoia, pero únicamente las enfermas graves pueden escuchar, durante horas interminables, las terribles represiones e insultos que les administra por culpa de las guarderías, el divorcio y los «sementales con los que cohabitan».

Pronto, las Lauranoiacas adoptan unos mecanismos de defensa en un débil intento de convencerse de que no son tan estúpidas como las pobres lelas que llaman al programa. Algunos ejemplos de este comportamiento son:

* Aprenderse de memoria las «Diez cosas estúpidas».

* Decirle a las amigas de cuáles de las «Diez cosas estúpidas» con culpables.

* Comprar camisetas con la inscripción «¡Vete a hacer puñetas!».

* Presentarse en las fiestas diciendo «Soy la mamá de un angelito».

* Haciendo sentadas frente a la entrada de las guarderías.

* Citando los libros de la Dra. Laura como si fueran pasajes de la Biblia.

Sin embargo, hay unas cuantas mujeres cuya enfermedad progresa hasta llegar a las fases más avanzadas. Son las mujeres que llaman y que llegan a salir por antena con la propia doctora. Si consiguen sobrevivir a la llamada (la tasa de mortalidad entre las que llaman a la Dra. Laura es del 47 por ciento), es frecuente que queden desfiguradas de por vida por un acontecimiento tan aterrador. María, una madre de treinta y cuatro años que se ha quedado sola con dos hijos, ha conseguido recuperarse hace muy poco de una llamada telefónica que realizó a la Dra. Laura en 1997:

> *Reuní el valor suficiente para marcar el número de teléfono. Mi esposo me había abandonado por una bailarina de* strip-tease *que resulta que era mi madre. Yo quería saber si estaba bien que me fuera a vivir a doscientos kilómetros de allí y le dijera a mi hija de cinco años que su papi y la abuelita habían saltado por los aires en una explosión accidental. Empecé a contarle a la seleccionadora mi dilema moral pero todo lo que ella quería era hacerme preguntas como: «En una escala del uno al diez, ¿cuánto admira usted a la Dra. Laura?» y «¿Tiene una canguro? Porque si la respuesta es que sí no puede decir por antena que es la mamá de unos angelitos. ¿Lo comprende?». De repente mientras ella me estaba preguntando cuántas camisetas y jarras de café quería comprar, oí un click y luego, la voz de la Dra. Laura: «María, bienvenida al programa». Después de eso, todo está muy borroso. Sólo puedo recordar retazos de lo que ella dijo: «guardería mala... niños necesitan padre... quitarles su abuelita... egoísta... Señora, ¿Cómo puede ser tan estúpida?». Después, me dijo que pidiera dos libros, que me suscribiera a su boletín y que dijera tres Ave Marías y cuatro Padrenuestros.*

Tras un trauma de esta clase, estas almas desgraciadas es frecuente que desarrollen una enfermedad debilitante muy parecida a las experimentadas por los veteranos de Vietnam y los supervivientes de los tumultos del 79 ocasionados por las Muñecas Repollo. En ocasiones es necesaria la hospitalización para tratar síntomas como:

* Recuerdos vívidos (especialmente en los aniversarios: una semana, un mes o un año después de la llamada).
* Trastornos del sueño (es típico que hablen en sueños y que digan: «Soy la mamá de un angelito. ¡Lo soy! ¡Lo soy!»).
* Depresión.
* Se sobresaltan con facilidad.

El tratamiento

Por supuesto, el mejor tratamiento es la prevención. La única cura segura para la Dra. Lauranoia es abstenerse de cualquier contacto con la Dra. Laura. La recuperación es difícil, incluso si se realiza día a día. Las adictas recaen e intentan contactar, una vez más, con la doctora para obtener sus placeres masoquistas. En el caso de estas pacientes, la prioridad es el control de daños y es vital recordar las directrices siguientes:

Diez cosas estúpidas que hacen las mujeres cuando llaman a la Dra. Laura

1. No le dicen que es la cosa más grande que ha parido madre.

2. Mencionan, por accidente, «esas fotos de Internet».

3. Se olvidan de decir: «Soy la mamá de un angelito».

4. No dicen: «Valoro mucho su opinión».

5. Se atreven a decir «perdón» o «¿qué?» cuando no entienden a la primera lo que ha dicho la Dra. Laura... y sólo se dispone de una oportunidad para beneficiarse de la infinita sabiduría de la Dra. Laura y ya está. ¿Entendido?

6. Preguntan de manera inocente por qué se hace llamar «doctora» en este contexto cuando su doctorado es en fisiología.

7. Le preguntan el nombre del abogado que le llevó el divorcio.

8. Utilizan frases como «poca autoestima», «falta de comunicación», u otros términos que la Dra. Laura considera parloteo y cháchara izquierdosa.

9. Dicen que Carlos es el nenito de mamá.

10. Sugieren que presente su peinado a la columna de «Lo que se lleva y lo que no» de la revista *Glamour*.

13

El síndrome de la reina del drama

SRD

Los hechos

Desde el año 69 al 30 antes de Cristo, Cleopatra, reina de Egipto, fue la estrella de su propio culebrón al que la gente podría haber llamado *Cuando el Nilo se agita*. A los dieciocho años se casó con su hermano, Ptolomeo XIII, mucho más joven que ella. El chico solo tenía doce años. Eso no era tan escandaloso como se puede pensar ya que, en esos días, era corriente que los hermanos se casaran entre sí, lo que hacía que la lista de invitados no se pasara de la raya.

Luego Cleo, con la ayuda de Julio César se rebeló contra su esposo y conquistó su reino para los romanos. Cuando Ptolomeo XIII murió trágicamente en lo que podría haberse llamado *Vacaciones en Roma* con Audrey Hepburn, la reina se casó con otro hermano, Ptolomeo XIV mientras tenía un asunto ilícito con César. Más tarde dio a luz a un hijo de César y teniendo mucho cuidado de ocultar la indiscreción a sus súbditos, llamó al chico Ptolomeo César, o «César» para abreviar. Cleopatra llevó al niño a Roma y le enseñó, en secreto, el negocio familiar: la confección de ensaladas con lechuga romana, queso parmesano, huevos y anchoas. Al volver a Egipto después del asesinato del Gran César, se reunió con Marco Antonio y se enamoraron. Cleopatra y Marco Antonio se casaron el 36 a.C. e intentaron volver a recuperar el poder en Egipto contaminando todas las ensaladas del reino con salmonela. Al no conseguirlo, Antonio y Cleopatra se suicidaron ahogándose el uno al otro con sus togas.

Cleopatra fue el primer caso en la historia de **Síndrome de la reina del drama** o **SRD** del que se guarda testimonio escrito. Desde entonces las mujeres con SRD se han multiplicado en gran número y se manifiestan en oficinas, vestuarios, salones de belleza... en cualquier lugar que les proporcione la oportunidad de despotricar, desbarrar, gimotear o estallar ante una audiencia cautiva.

El síndrome de la reina del drama es un trastorno contagioso y penetrante que se sabe que ataca a las mujeres de cualquier edad, pero especialmente a la edad de trece años. Para definirlo de forma sencilla, el SRD es un defecto biohormonal y neurofísico que hace que las mujeres «normales» se comporten como una estrella del cine mudo. Los síntomas incluyen:

* Un énfasis exagerado en la pronunciación de las sílabas (por ejemplo: «Es la cena más *fa*-bulosa que *já*-más he co*mi*-do, ¡querida!»).

* Entradas y salidas dramáticas y espectaculares.

* Cuenta las cosas con un estilo tragicómico.

* Monta «numeritos», o sea, tiene pataletas.

Los síntomas

Énfasis exagerado en la pronunciación de las sílabas

Una de las señales más patentes del SRD es un patrón de lenguaje muy afectado en el que las consonantes y las vocales se acentúan o se arrastran. Las reinas del drama hablan en *cursiva* con un mínimo de tres signos de admiración por frase. Por ejemplo:

* ¡¡¡*No puedes* decirlo en *se*rio!!!

* ¡¡¡Es una *tra*gedia, tal como te lo digo!!!

* ¿Puedes cre*erlo*? ¡¡¡No tenían ver*mut*!!!

* ¡¡¡Estoy *taaaaaan* absolutamente agot*aaaaaaa*da!!!

El SRD hace que las mujeres hablen en un tono de voz varios decibelios por encima del tono medio de la voz femenina. Esto coloca la gama del volumen en algún lugar entre Barbra Streissand y Camilo Sexto.

Entradas y salidas dramáticas y espectaculares

A medida que progresa la enfermedad, las mujeres con SRD llegan a perder la capacidad de andar, por lo menos con normalidad. Lo que hacen es cambio es deslizarse, andar con pasitos cortos y afectados, pavonearse, acometer, reptar, saltar, marchar como los soldados y rumbear. Las reinas del drama también son físicamente incapaces de entrar en una habitación de la misma manera que lo hacen todas las demás personas, o sea, entrando sencillamente. Se sienten obligadas a realizar unas entradas *grandiosas e impresionantes*. De hecho, las mujeres que se encuentran en las fases avanzadas de la enfermedad llegarán a extremos increíbles para *planificar* sus entradas –con días y en ocasiones *meses* de antelación– tal como les dictan las directrices siguientes:

1. Hay que conseguir planos del local para determinar cuál es la puerta óptima a través de la cual hay que entrar para causar el máximo impacto.[1]

2. Hay que comprobar la iluminación.

3. Asegurarse de que se tiene un traje o conjunto de los que paran el tráfico, y que sea lo bastante llamativo para ocasionar una cierta agitación pero no lo suficiente para atraer críticas.

4. Llegar por lo menos treinta minutos tarde «como dicta la moda y como debe ser».

5. Elegir y memorizar una frase adecuadamente impresionante de apertura como: «¡Saludos y hola, peña!».

La entrada va siempre seguida de una serie de saludos individuales, puntuados por abrazos indiscriminados y el envío aéreo de besos. El objetivo principal es que la entrada sea la *mejor* de la velada. Si alguien intenta realizar una entrada por el estilo después de la suya, la

---

1. En 1999, la Ley de «las reinas del drama con incapacidades» declaró que todas las entradas y puertas públicas fueran adaptadas para que fueran de fácil acceso, tuvieran unos esquemas complementarios de color y una iluminación que embelleciera a las mujeres que pasaran por ellas.

reina del drama lanza un ataque preventivo, saludando a la recién llegada antes de que ésta pueda pronunciar ni una sola palabra:

*«¡No me **digas** nada! ¡Esos zapatos que llevas **tienen** que ser de Ferragamo! **¡Ven! ¡Siéntate!** ¡Y enséñame esos **zapatos tan adorables**!»*

Con tácticas como ésa, nadie tiene ni una oportunidad.

La salida, que es igual de importante que la entrada, es la oportunidad que tiene la reina del drama de causar una impresión duradera. Lo esencial es pronunciar unas frases eficaces de despedida y las mujeres que padecen SRD las ensayan durante horas a fin de perfeccionar la entonación y el nivel de sinceridad:

*«¡¡Adió ooos!! ¡¡ **Tenemos** que vernos!! ¡¡ **Llámame**!!»*

*«¡¡Quedemos para **comer**!! ¡¡Invito **yo, de verdad**!! ¡¡ **Prometo** que esta vez me **presentaré**!!»*

*«¡¡Si no me das la receta de esos **canapés**, juro que me **moriré**!! ¡¡Atún y queso sobre unos triángulos de **tostada**... eres una completa **golosa**!!»*

Cuenta las cosas con un estilo tragicómico

Las mujeres con el síndrome de reina del drama harán cualquier cosa para aprovechar al máximo el tiempo que estén bajo los focos. Una reina del drama veterana puede convertir una breve anécdota divertida sobre el hecho de, digamos, quemar el pavo del día de Navidad en un monólogo cómico de treinta minutos digno de un profesional de la escena:

«Y (empezando a reírse disimuladamente), ésta es la parte divertida (con una risa ahogada y haciendo una pausa dramática de un minuto de duración) precisamente cuando yo iba a... (riendo descaradamente).. justo cuando estaba sacando el pavo del horno (riendo histéricamente durante tres minutos)... oh, no sé si puedo (más risas, un suspiro profundo y dos minutos de pausa dramática)... de todos modos, cuando estaba sacando ese bobo animal, miré hacia arriba (pierde todo control y cae de rodillas riendo estrepitosamente sin casi poder respirar durante siete minutos)... Lo siento (tomando aire)... Miré hacia arriba y (cuatro minutos de risotadas)... y ahí es-

taba mamá (ahora cacareando como una lunática durante cinco minutos)... y ella me dijo (una pausa dramática de dos minutos) "Julia, *querida, eso no es un pavo*, es una gallina salvaje de Cornualles!".»

Por la misma razón, la mujer que sufre de SRD utilizará la misma teatralidad para contar una historia triste, que es típico que trate de una aventura romántica que terminó mal. La duración media de una «historia de ruptura» es de unas dos horas y acostumbra a contarse en el servicio de señoras de un bar. La «historia de ruptura» más larga de la que se tiene noticia duró siete horas y fue contada en un restaurante McDonald's de Chicago, Illinois el 17 de octubre de 1997. A las 17.30 de esa tarde se vio a Didí McWalters entrando en el servicio de señoras con dos compañeras. Pasaron las horas y las tres amigas no daban señales de vida. Durante toda la noche, los comensales se fijaron en que las camareras llevaban aperitivos, tres Margaritas y dieciocho jarras de té helado a través de las puertas del servicio. Finalmente, Didí y sus amigas salieron casi a la 1.00 de la madrugada y Didí estaba notablemente tranquila. Sin embargo, una de sus compañeras tuvo que ser hospitalizada durante la noche.

Después de una historia de ruptura de una relación, la siguiente especialidad de la reina del drama es la «historia de una enfermedad o lesión personal». Las mujeres con SRD son de lo más felices cuando han estado a las puertas de la muerte por culpa de una enfermedad grave o de una lesión, especialmente si llevan un yeso, una cicatriz o un collarín para que dé fe de su problema.

Las pataletas o berrinches

La pataleta es un síntoma clásico del síndrome de la reina del drama en fase aguda y es similar al colapso emocional de un niño que empieza a andar. Una pataleta provocada por el SRD es una demostración terrible de ira acompañada de alaridos ensordecedores, sollozos incontrolables y en según que países, amenazas de muerte contra animadoras de equipos de fútbol, similares o sus madres.

Los siguientes acontecimientos pueden provocar, de forma espontánea, un berrinche:

* Una uña rota.

* La lluvia.

* Un refresco con gas que se queda sin efervescencia.

* El café frío.

ADVERTENCIA: Las pataletas o berrinches causados por el SRD pueden ser peligrosos e incluso una amenaza para la vida. Los expertos recomiendan que las personas que estén presentes cuando se produce un berrinche sean evacuadas inmediatamente. Hay noticias de casos en los que las manos que se agitan han lesionado a algunos espectadores, especialmente cuando se habían hecho la manicura y sus uñas son muy puntiagudas y afiladas.

El tratamiento

Durante años, los investigadores médicos habían sospechado la existencia de un vínculo genético en el caso del síndrome de la reina del drama a causa de su tendencia a presentarse en familias: hijas, madres, abuelas y tías excéntricas procedentes de la vieja madre patria. Unas pruebas recientemente realizadas en laboratorio han identificado al gen que ocasiona el SRD. (Es irónico, pero estaba justo al lado del gen que hace que las rubias tengan raíces oscuras en su pelo.) Aunque el procedimiento aún debe perfeccionarse, los científicos ya pueden eliminar el gen SRD en el útero y sustituirlo por un «gen placebo», lo que proporciona a las mujeres una personalidad más «equilibrada», parecida a la de Janet Reno.

14

La rabia de la carretera
RC

El equivalente femenino de la violencia en la carretera

Los hechos

Durante la década pasada, la mayoría de habitantes de Estados Unidos se fueron dando cuenta, de una manera muy dolorosa, del fenómeno cultural conocido como la «violencia en la carretera». Estos episodios de violencia con los vehículos incluyen amenazas físicas, obligar a conductores a salirse de la carretera, disparos de armas de fuego y, lo peor de todo, los fantaseos maliciosos. La violencia en la carretera que generalmente es perpetrada por personalidades frustradas de tipo A, es provocada por simples actos de descortesía como:

* Cambiar de carril sin indicarlo previamente.

* Conducir pegado al vehículo de delante.

* Excederse en tocar la bocina.

* Conducir con demasiada lentitud.

y, sólo en California:

* No dejar paso a los que conducen tiroteándose mutuamente.

Históricamente, se sabe que la mayoría de guerreros de la carretera han sido hombres. El «Consejo Estatal de California en favor de la Coexistencia Pacífica de los Automóviles (CECFCPA)» estima que diecinueve de cada veinte incidentes de violencia en la carretera tienen a hombres como protagonistas. Y a pesar de que no son completamente inmunes a ella, las mujeres tienen tendencia a exhibir una versión menos vehemente a la que llaman la **rabia de la carretera.**

La **rabia de la carretera,** que se define como «una combinación pasiva-agresiva de una rabia o ira contenida y una irritación incesante», es la respuesta más amable y suave a la manera estresante en que hay que conducir en la actualidad. Mientras que a un hombre no le importa nada perseguir y pulverizar a un tipo sólo porque se le ha cruzado en una salida de la autopista, una mujer se desahogará lanzando improperios contra sí misma desde detrás de una ventanilla con el cristal subido con lo que el ofensor no tiene posibilidad alguna de oírla.

Pase la prueba siguiente para ser si es posible que padezca usted este trastorno:

1. Cuando otro conductor me siga demasiado de cerca, yo:
    A. Frenaré de golpe confiando que se estrelle contra la parte de atrás de mi coche por lo que yo podré demandar al hijo de pu... por el latigazo.
    B. Me detendré en el arcén y cuando pase le haré una señal más bien obscena, como enseñarle dónde llevaba Caperucita la cestita.
    C. Reduciré la velocidad hasta alcanzar una que haría feliz a un geriátrico, le sermonearé en voz baja y confiaré en que entienda que me está enojando.

2. Cuando alguien siga tocándome la bocina sin ninguna razón aparente, yo:
    A. Tocaré la mía a fondo e intentaré hacer más ruido que él.
    B. Levantaré ambas manos al cielo como si dijera: «¿Qué demonios puedo hacer?».
    C. Le maldeciré entre dientes, le enviaré «la mirada» y confiaré que entienda que me está irritando.

3. Cuando el conductor que va delante de mí cambie de carril sin indicarlo previamente, yo:
    A. Bajaré el cristal de mi ventanilla y le gritaré todas las obscenidades que se me ocurran.

B. Apretaré la bocina sin parar y le seguiré por lo menos medio kilometro sin despegarme de la trasera de su vehículo.

C. Le sermonearé en voz baja, encenderé mis luces de emergencia, y confiaré que entienda que me está irritando.

Si ha contestado **C** a cualquiera de las preguntas anteriores, es probable que ya esté usted padeciendo de la rabia de la carretera.

Las mujeres que padecen este trastorno es frecuente que se comporten de una manera extraña y excéntrica cuando están al volante y algunas de estas conductas pueden ser:

* Desbarrar en voz baja.

* Transferencia conductora-pasajero.

* Un gesto más bien grosero pero efectuado de forma discreta, con el dedo corazón.

* Conducir, de manera intencionada, como una viejecita.

Los síntomas

Desbarrar en voz baja

Cuando vea a una mujer que va hablando consigo misma en un automóvil, lo más probable es que esté pasando por un episodio de Rabia de la Carretera. Provocada por un conductor irritante, la mujer furiosa reprenderá con vehemencia al culpable en un tono duro pero sofocado, utilizando un lenguaje irreverente e incluso blasfemo, a pesar de que casi no mueve los labios:

> «¿Qué te crees que estás haciendo, $%&@=%? ¿quién *&%$=@ te enseñó a conducir? ¿Estás &%=$=^ ciego? ¿Qué es lo que encuentras tan &%==$ atractivo en mi parachoques? ¡Vaya, eso es sensacional, ahora pasas al &%$%= carril izquierdo y me rodeas. Lejos de mí la tentación de hacerte ir más despacio, señor importante y gran y &*%$@% hombre de negocios...»

Una vez se haya librado de la tensión del momento, la mujer se parará al lado del ofensor en un semáforo y le saludará con un movimiento de cabeza, sonriendo como si no hubiera sucedido nada malo.

Transferencia conductora-pasajero

Cuando una mujer que padece esta enfermedad se siente irritada es frecuente que transfiera sus frustraciones a la persona que tenga más cerca, el pasajero. Esta clase de ira acostumbra a presentarse como una retahíla de preguntas retóricas acusadoras que nadie de dentro del coche es posible que pueda responder. Ni tampoco deberían intentarlo:

«¿Quién se cree que es ese tipo? ¿Toda la culpa es suya, ¿no? Él tiene que ser el primero, ¿no? ¿Cuándo fue la última vez que arreglaron el pavimento de esta carretera? ¿Creéis que todos estos baches le hacen algo bueno a mi suspensión? ¿Para esto pago mis impuestos? ¿Y a qué viene tanto tocar la bocina? O sea que ahora tampoco tengo derecho a conducir por el arcén. ¡Vaya! ¡Que alguien llame al cuidador de los carriles y de los arcenes!»

Un gesto más bien grosero pero efectuado de forma discreta, con el dedo corazón

A diferencia de sus contrafiguras de tipo A, la rabiosa de la carretera no consigue acostumbrarse a levantarle el dedo corazón a otro conductor, por muy evidente y grande que sea la ofensa. El motivo es que a la mayoría de mujeres les enseñaron a creer que los gestos obscenos son de mala educación y nada apropiados para las señoras y, por lo tanto, sólo deben realizarlos unos hombres rudos, mal educados y nada parecidos a una señora. Al sentirse frustradas por la doble moral, algunas mujeres han inventado maneras disimuladas de disfrazar al gesto de levantar el dedo corazón como un gesto inocuo:

* Rascarse la mejilla con el dedo corazón.

* Hurgarse la nariz con el dedo corazón.

* Ajustar el espejo lateral con el dedo corazón.

* Señalar que se va a efectuar un giro a la derecha con el dedo corazón.

A pesar de que el otro conductor puede que no tenga ni la más remota idea de sus intenciones, la rabiosa de la carretera sigue obteniendo alivio del hecho de haber efectuado el gesto.

Conducir, de manera intencionada, como una viejecita

En el calor de la pugna de conductor a conductor el hecho de conducir, de manera intencionada, como una viejecita puede irritar más al conductor rival que cualquier otra táctica. Esta estrategia es la que es habitual que utilice una mujer que está siendo seguida por otro vehículo que no se despega de la parte trasera de su coche. Disminuyendo la velocidad hasta casi arrastrarse, va de derecha a izquierda por encima de la línea central de la carretera y cada veinte metros, más o menos, pisa el freno al tiempo que está dejando como un trapo al otro conductor, en voz baja claro está.

Se trata de una conducta clásica pasiva-agresiva de rabiosa de la carretera que puede irritar a los otros conductores hasta llegar a volverles locos.

El tratamiento

La investigación demuestra que la mujeres que padecen la rabia de la carretera pueden llegar a tener la presión sanguínea alta, palpitaciones y hemorroides por culpa de la rabia reprimida. Ése es el motivo de que algunos médicos receten una terapia agresiva que incluye inyecciones de tetosterona y modificaciones de comportamiento. Utilizando simuladores informatizados, la mujer que se sienta al volante es insultada de todas las formas posibles, amenazada, le tocan la bocina, y golpeada en la parte trasera hasta que se ve obligada a reaccionar, tocando la bocina con toda su fuerza, haciendo la señal del dedo corazón o señalando el lugar en que Caperucita llevaba la cestita a todos los demás conductores y maldiciendo y blasfemando exactamente igual que un hombre.

15

La depresión posparto
DPP

Los hechos

El año 460 a.C., un prometedor médico griego llamado Hipócrates observó el extraño comportamiento que tenían las mujeres de su pueblo que habían dado a luz: gemidos, quejas y lanzar piedras al azar a los que pasaban por la calle. Achacándolo a unos métodos primitivos de dar a luz y a la falta de televisión por cable, lo desecho como una «respuesta posnatal normal», a pesar de que aludió al fenómeno en su famoso «Juramento Hipocrático»:

Juro por Apolo el médico, por Asclepio... y por todos los dioses y diosas que, de acuerdo con mi capacidad y entendimiento, mantendré este juramento... de acuerdo con las leyes de la medicina pero ninguna más excepto en el caso de lesiones personales y abogados especializados en malpráctica médica. Seguiré el sistema de régimen que, según mi capacidad y entendimiento, considere que sea en beneficio de mis pacientes, y me abstendré de cualquier cosa perniciosa y malévola excepto los miércoles y jueves cuando esté en el campo de golf. Aunque me lo pidan no le daré ninguna medicina mortal a nadie, ni tampoco lo sugeriré; y de igual modo tampoco daré a una nueva madre ningún objeto afilado, ninguna piedra pesada o, Dios me perdone, ningún ariete.

La comunidad médica moderna estaba intrigada por esa última parte hasta que la Asociación Psiquiátrica Norteamericana reconoció oficialmente ese estado de salud al que se refería Hipócrates, en la edición de 1994 del *Manual estadístico y diagnóstico de trastornos mentales que no podemos explicar*. Lo llamaron **depresión posparto**, o **DPP.**

Se presenta, hasta cierto punto, en un 70 por ciento estimado de madres recientes y en realidad es la comprensión lenta o repentina de alguno, o todos, los puntos siguientes:

* Jamás volverás a poder sentarte sin dar un respingo.

* Dormir cuarenta y cinco minutos de un tirón es todo lo que vas a conseguir en el apartado del sueño, durante el resto de tu vida.

* Durante los dos años próximos vas a oler a leche agria y a caca de bebé.

* Te es imposible decir dónde terminan tus pechos y dónde empieza tu estómago.

* Estás tan cansada que no puedes recordar ni cómo te llamas.

* El parto natural es una mierda.

* Tu vida sexual se ha terminado...

* ... y no te importa en absoluto.

Ante unas verdades tan evidentes, ¿quién no se deprimiría?

El comienzo de la DPP varía de madre a madre. Algunas mujeres tienen los primeros síntomas en el momento que intentan utilizar por primera vez el retrete del hospital. Este solo acontecimiento es capaz de enviar a la mujer posparto a una aterradora espiral descendente. Lo sorprendente es que no es el tremendo dolor físico de ir desde la cama al cuarto de baño lo que ocasiona esa aflicción. Es el espejo del lavabo, bañado por una dura luz fluorescente y que refleja otra verdad ineludible: ese resplandor de madre embarazada que tenía usted hace dos días se ha fundido como si hubiera sido una bombilla barata de cuarenta vatios.

De manera similar, los síntomas del DPP varían de madre a madre dependiendo de varios factores: facilidad del embarazo, duración del parto, apoyo familiar, número de ramos de flores recibidos, y el acceso al chocolate. Los síntomas más corrientes son:

* Llorar con frecuencia.

* Letargo.

* Insomnio.

* Irritabilidad.

Los síntomas

Llorar con frecuencia

La madre con DPP llorará entre tres y setenta y cinco veces al día. Se trata de una reacción bioquímica ocasionada por un hundimiento hormonal posnatal que no es diferente de la caída a plomo de los chicos borrachos pertenecientes a una hermandad y que deciden saltar desde un puente. Sin provocación alguna, una mujer que acaba de ser madre llorará de manera incontrolable por cualquier cosa como:

* Las reposiciones de *Aquellos maravillosos años*.
* El papel higiénico que rasca.
* Los cachorros.
* Las canciones de John Denver.
* El aliño para ensalada bajo en calorías.
* Las reposiciones de *Verano Azul*.
* La leche vertida.

Letargo

A pesar de que es completamente normal notar una falta de energía después de haber conseguido hacer pasar a un bebé de casi cuatro kilos de peso por una abertura del tamaño del cuello de una botella de ketchup, las mujeres con DPP se comportan de una manera especialmente indolente, apática y sin interés. Esto, por sí solo, no debería ser causa de alarma a menos que la paciente también muestre una falta de interés por la única cosa que es vital para su supervivencia: ir de compras.

Teresa Q., una mujer de veintinueve años y madre de dos hijos, recuerda como un ataque de DPP la dejó absolutamente insensible a los centros comerciales.

Antes del nacimiento de mi primer hijo, yo era una estrella de los centros comerciales. Era fácil que pasara allí todo el día, y que hiciera cien kilómetros de un tirón. Las dependientas de Micasa me conocían por el nombre. La gente de las tiendas de Liz Clairborne sabían cuáles eran mis colores y estilos favoritos. ¡Pero después del parto estaba tan deprimida, tan de mal humor y tan fuera de juego! El bebé no dormía nada y mi lujurioso esposo no me dejaba tranquila. Los amigos dejaron de llamarme. Mi madre estaba muy preocupada. Finalmente hizo falta que en la tienda de marcas exclusivas hicieran una liquidación por cierre, para volver a ser yo misma. Me quedé con el 75 por ciento de todo lo que había en la tienda. Gracias a Dios por Ralph Lauren, le debo la vida, ¡de verdad! Si puedo dar algún consejo a las madres que acaban de parir, es el siguiente: Si un 40 por ciento de descuento no consigue excitarte, busca ayuda profesional inmediatamente.

Insomnio

A una mujer que acaba de ser madre se le exige que sobreviva con una cantidad infinitesimal de sueño. Su reloj interno está constantemente fuera de sincronía ya que el día se vuelve noche de repente, y la noche se convierte en... más noche. Sus nervios están al descubierto y además está, literalmente «demasiado agotada para poder dormir». Lo intenta todo: leche caliente, contar ovejas, el canal histórico de televisión y nada funciona. Es irónico que cuando al final consigue dejarse llevar durante una hora o dos al país de los sueños, es inevitable que la despierte una de las cosas siguiente:

* El llanto del bebé.
* El dolor de pechos.
* El esposo lujurioso.

El hecho de que el llanto y el dolor cesen con el tiempo la consuela un poco. Pero cuando se da cuenta de que la lujuria de su esposo jamás, pero jamás, se desvanecerá, se hunde cada vez a mayor profundidad en el pánico.

Irritabilidad

Las mujeres que acaban de ser madres tienen tendencia a ser algo quisquillosas e irritables. Es comprensible y es de esperar. Recuerde, sus hormonas están fluctuando como el índice bursátil Dow Jones. Pero la DPP hace que la hipersensibilidad alcance nuevas alturas. Cualquier incidente, por trivial que pueda parecer puede provocar una ira como la de las Furias de la antigüedad. No hay límite para el número de cosas que pueden disparar la furia, pero he aquí una corta lista:

Sonidos... olores... vertidos de cosas... llamadas telefónicas... correo basura... consejos no solicitados... el traje de baño de la portada de *Vogue*... la vecina de al lado... las camas sin hacer... los grillos... Daniel y María... los *panties*... los esposos lujuriosos... las cajas con trastos... los sujetadores para dar el pecho... los mensajes en el contestador telefónico... el papel de aluminio... los anuncios de sistemas para adelgazar... la ropa sucia... las zonas en construcción... el queso fresco... las pecas... los insectos... Victoria Principal... las interferencias radiofónicas... los grifos que gotean... las suegras... Rosa... los desodorantes que parecen tiza... la loción para después del afeitado... Marta Chávarri... los cortes de cuchilla... llevar el pelo mal... los pájaros... la luz del sol.

El tratamiento

La incidencia de la depresión posparto se ha incrementado de forma exponencial a medida que los hospitales, que se inclinan ante la presión de las empresas de seguros médicos, han acortado las estancias posnatales de los cinco a siete días tradicionales a uno o dos días. En la actualidad, las mujeres que acaban de ser madres reciben el alta del hospital mientras su hormonas siguen en pie de guerra y sin estar preparadas para el estrés que las espera. A la vista de esto, se han abierto clínicas privadas posparto para las mujeres que deseen una atención a más largo plazo. Estas clínicas ofrecen unas estancias mínimas de treinta días con una iluminación que favorece increíblemente, espejos que adelgazan hasta hacerlas parecer delgaduchas y una política férrea de no permitir visitas de niños.

16

El síndrome del exceso de información
SDEDI

Los hechos

En los años 50, las mujeres no hablaban mucho. *Sí, querido. No toques eso. ¿Albóndigas o pollo? Te vas a sacar un ojo. ¿Café? Para, deja de hacer eso o te quedarás ciego. Con hielo.* Luego llegó el movimiento de liberación de la mujer y los grupos para despertar la conciencia de los años 60 y 70. De repente, a los hombres les animaron a que se fueran a jugar a bolos y a los niños los enviaron a sus habitaciones. Las mujeres se reunían sin llevar sujetador en salitas con alfombras raídas, sólo para hablar. Y hablaron de cualquier cosa y de *todo*.

* De política.
* De los retortijones de tripas.
* De trabajar igual por un sueldo igual.
* De los orgasmos (o de la falta de ellos).
* De religión.
* De vaginas.
* De sindicatos obreros.
* De las estrías provocadas por los embarazos.
* De los últimos nudos de macramé o los últimos dibujos de punto de cruz.

Al principio, estos fórums eran buenos para el alma y para la conciencia colectiva de todas las mujeres, pero pronto las mujeres empezaron a exigir la misma franqueza en los hombres. «No te comunicas», se convirtió en la queja número uno de las mujeres y las novias. Enfrentados a la perspectiva aterradora de que sus parejas les negaran el sexo, los hombres hicieron un débil intento de expresarse con frases como: «Estoy contactando con mi lado femenino», «Siento tu dolor», y «¿Que quieres que te acaricie el qué?». Está claro que fracasaron miserablemente y las mujeres se vieron obligadas, una vez más, a hablar entre ellas.

Ahora algunas mujeres han alcanzado un nivel de expresión personal que va más allá de los límites del discurso humano normal. Mucho más allá. A este fenómeno se le llama **El síndrome del exceso de información (SDEDI)**, o **Contar demasiadas cosas**.

En ocasiones a la persona que sufre de SDEDI se le llama «cotorra» o «bocón» y en el mejor de los casos «charlatán» o «charlatana» y significa que es incapaz de tener la lengua quieta cuando el sentido común y el decoro dicen que hay que tener discreción. Las víctimas del SDEDI comparten incluso los detalles más íntimos de sus vidas con cualquier persona y en cualquier lugar. Los expertos en este terreno estiman que una de cada dos mujeres experimentan episodios de SDEDI, mientras que el 40 por ciento de ellas son enfermas crónicas. (Estos casos extremos acostumbran a pertenecer a tres grupos: camareras, celebridades y la mujer que se sienta a su lado en el avión». Las mujeres con SDEDI le hablarán de cualquier tema, pero los más corrientes son:

✳ Tratamientos o procedimientos médicos.

✳ Sus hijos.

✳ El sexo.

Los síntomas

Tratamientos o procedimientos médicos

Si hay una pregunta que no debería hacerle jamás a una mujer que sufra de SDEDI es:

Éste es un error grave ya que, debido a un fallo en la neurotransmisión electromagnética de esa cosa pegajosa del lóbulo frontal de su cerebro que conecta con su canal auditivo, la mujer no oye:

«¿*Cómo está usted?*»

sino:

«Cuéntame –con un detalle exageradamente tedioso– todo lo que haya que saber de ti misma y de tu familia, incluyendo tus mascotas o animales de compañía. No retengas nada. Tenemos todo el día.»

En respuesta, la mujer con SDEDI adopta un registro sin barreras ni contenciones, sin censura y con un montón de exceso de información, que se utiliza en la tienda de comestibles y da una respuesta parecida a:

Un suspiro profundo y: «*Bueno, ahora que la infección causada por la levadura ha pasado estoy mejor, porque eso no fue nada divertido. Pero ?qué iba a hacer yo? ¿No tomar antibióticos para una infección de los senos nasales? ¿Con los mocos que tenía? Durante dos semanas parecía que viviera en la ciudad de los mocos. Tosiendo y escupiendo una cosa verde. Claro que eso no fue nada comparado con la diarrea de Jaime. Mira, te digo la verdad, devolví hasta la primera papilla intentando conseguir esa muestra de heces en el retrete. Y ahora que le han despedido, ya no puede conseguir que se le levante...*»

Sus hijos

En ocasiones es difícil distinguir entre la madre orgullosa que sólo quiere compartir con alguien el último logro de su hijo y la mami SDEDI, a la que a veces se denomina «Madre infernal». La tabla que verá a continuación le ayudará a apreciar la diferencia:

Madre orgullosa	*Madre infernal*
Lleva la última foto de su hijo en la cartera.	Lleva los libros de recortes de la familia en el bolso.
Sabe si su hijo ha aprobado todas las notas.	Se sabe de memoria todas las notas que su hijo ha tenido desde que iba al jardín de infancia.
Presenta a su hijo a los invitados a una fiesta.	Hace que el niño dé un recital de canto, piano y le hace filigranas con una batuta después de haber recitado la arenga «Oigo Patria tu aflición...», «La Marsellesa» o el Dos de Mayo según el país al que pertenezca.
Cuando se le pregunta: «¿Cómo están los niños?» responde: «Estupendamente. ¡Siguen jugando a pelota!».	Cuando se le pregunta: «¿Cómo están los niños?» responde diciendo cuántos tantos han conseguido durante toda la temporada.

Las madres que padecen SDEDI son especialmente problemáticas en las reuniones entre padres y maestros, cuando el hablar excesivamente puede hacer que los maestros y los demás padres se salgan de sus casillas. Un incidente en el Instituto Católico del Santo Humo en Camden, California, nos proporciona un ejemplo que puede servirnos de advertencia. Una madre que padecía SDEDI fue sacada, a la fuerza, de un laboratorio de química después de haber estado monopolizando al profesor durante más de setenta minutos. Un tropel de padres llenos de ira la sacó en volandas y la encerró en un armarito vacío del gimnasio. El vigilante la encontró a la mañana siguiente, cansada y rígida, pero sin haber dejado de hablar ni un solo minuto y sin intención alguna de detenerse, según manifestó luego.

Sexo

Gracias a Masters y Johnson y a Madonna, la sexualidad la llegado muy lejos después los años 50. El sexo ha salido del armario, atravesado el recibidor, salido por la puerta de delante, tomado la autopista, bajado por la rampa de salida y llegado justo al cubículo al lado del suyo. Todos los entornos de trabajo del mundo libre tienen una mujer que sufre SDEDI y que habla sin parar del sexo. Usted conoce a una, es la chica que compra sus trajes para las reuniones de negocios en las tiendas de Victoria's Secret, la que lleva esos tacones de aguja, una pulsera en el tobillo y una rosa tatuada en el escote. Y no se trata de las charlas sobre sexo que usted recuerda que tenían lugar en el lavabo de chicas del instituto. Las de ahora exigen todo un nuevo vocabulario que sólo se encuentra en Internet.

Pero a diferencia de otras charlatanas, cuyo parloteo sin sentido manda a sus oyentes a la zona de los zombies, cuando *esta* mujer habla, ¡la gente la escucha! Y cuanta más gente la escucha, más obligada se siente ella a hablar. Anita, una contable de veintinueve años de Málaga, recuerda un encuentro que tuvo en el comedor de la empresa con una de estas mujeres:

Estaba allí sentada tomando una Cola de régimen en mi descanso de la tarde. Había un par de chicas del departamento de envíos sentadas en la mesa de al lado, completamente cautivadas por esta chica de ventas, Juana. Yo no podía oír todo lo que estaba diciendo, pero de vez en cuando captaba una frase o dos como «goteaba cera caliente» y «esposas y miel». Cuando llegó la hora de irme, ya había más de cincuenta y cuatro personas en la mesa de Juana y algunas, incluso tomaban notas.

Así que ¿cómo se sabe que una persona padece SDEDI crónico? El Instituto Joan Rivers «Gracias por no contármelo» de Concord, California, ha publicado hace poco un folleto que contiene las siguientes señales de advertencia:

Sed excesiva o boca seca

Las mujeres con SDEDI padecen una escasez de saliva ocasionada por hablar incesantemente. Este estado, que se conoce comúnmente por «boca de algodón», puede ser la causa de síntomas secundarios como labios cuarteados, mal aliento y un ansia incontenible de tomar refrescos, especialmente de naranja.

Facturas telefónicas de seis cifras

El teléfono es el instrumento más peligroso que tienen a su disposición las charlatanas desenfrenadas. Están constantemente pegadas a él. Con la proliferación de nuevos servicios como la llamada en espera y la devolución de llamadas, sin mencionar los teléfonos móviles, los contestadores, avisadores y los fax, el resultado más normal y corriente son unas facturas que pasan de las 100.000 pesetas.

Charlatanas cibernéticas

Internet ha proporcionado a las pacientes de SDEDI una multitud de terrenos en los que poder dedicarse a charlar desenfrenadamente: los «chats», las cibercámaras y lo peor de todo, la página web personal. Los chats están repletos de pacientes de SDEDI que comparten sus pensamientos más íntimos sobre toda una variedad de temas importantes como:

✱ El matrimonio.

✱ El divorcio.

✱ Recetas para hacer con sopas de sobre.

✱ El debate sobre si la compresa mini es mejor que la maxi.

Los *chatters* experimentados expresan sus opiniones y emociones utilizando símbolos especiales como:

:)	=	Feliz
:(	=	Triste
;-Q!!	=	Mataría por un cigarrillo

La proliferación de páginas web personales demuestra hasta qué punto el SDEDI se ha difundido por todos los países. Los habituales transmiten las últimas fotos y noticias de su familia, animando a los amigos y familiares: «visitad nuestra página con frecuencia para que podáis ver como José, Jr. sigue creciendo "como la mala hierba"».

La utilización de cibercámaras proporciona imágenes de vídeo en vivo de cada movimiento de la paciente las veinticuatro horas del día. Las pacientes que están más alucinadas creen que el navegante medio no tiene nada mejor que hacer que ver cómo las mujeres se lavan los dientes, lavan los platos, pasan la aspiradora, se pintan las uñas de los pies y ven la televisión. Pero desgraciadamente, tienen razón.

Tiempo medio que tarda en pasar por el mostrador de un restaurante de comida rápida: veinticinco minutos

Es físicamente imposible que una de estas charlatanas consiga pasar por el mostrador de un restaurante de comida rápida en menos de quince minutos. ¿El motivo? Bueno, piense en todas las cosas que hay que discutir: ¿Quieres queso con eso? ¿Cuántas bolsitas de ketchup? ¿Quieres un café sólo, con hielo, un cortado, o un café con leche? ¿Normal o doble? ¿Leche desnatada o no? ¿Bolsa para llevar o bandeja? Una vez que consigue llegar al mostrador se siente obligada a repasar todas sus elecciones y explicar *por qué* eligió queso, tres ketchups, sin leche pero con azúcar, normal y todo en una bolsa. No puede evitarlo.

Hablar en diálogos

Una mujer que padece SDEDI cuenta las historias como si se tratara de un guión de una obra de teatro o una película. Es típico que sea ella la que haga todos los papeles, acompañándolos de cambios de voz, acentos y gestos:

Así que yo voy y digo: «¡Ése no es el corte de pelo que había en la foto!».

Y él me dice: «No hay manera humana de que quede usted como si fuera Jennifer Aniston. Yo no soy un mago».

Y yo voy y le contesto: «Entonces por qué no me lo dijiste antes de empezar a cortarme el pelo».

Y él dice: «Se lo dije, lo que sucede es que usted no me escuchó».

Y yo digo: «¡No lo hiciste!».

Y él dice: «¡Y tanto que sí!».

Y yo digo: «Escucha, Marco. No voy a pagar por este trabajo de carnicero y no puedes obligarme».

Y él dice: «¡Ah, sí...!».

Y yo digo: «Sí».

Incluso si la interrumpen y le dicen que vaya al grano porque, digamos que su cabello acaba de incendiarse, ella volverá inmediatamente a la conversación, palabra por palabra, hasta el mínimo detalle...

Así que yo le digo: «Sí.» Y otra cosa. ¡Ese corte a lo Claire Danes que me hiciste el año pasado era una birria. ¡No ha habido ni una sola persona que me haya dicho que me parecía a ella!».

Y él me dice: «¡Pues mire que bien... si quiere milagros tendrá que ir a Lourdes!».

Y yo le digo...

El tratamiento

Desgraciadamente aún no se ha descubierto una cura para el SDEDI. El tratamiento más eficaz hasta la fecha es una idea revolucionara concebida por el Dr. Pacencio Nomemareesmás en una conferencia de la «Asociación Norteamericana de Especialistas en el Síndrome del exceso de información» en Washington. Al presentar su revolucionario trabajo a un público formado por sus colegas y doscientas enfermas crónicas, el Dr. Nomemareesmás dijo:

«¡Por Dios bendito, cállense de una vez!»

17

El delirio por estar a dieta

DED

Los hechos

El período Barroco (1600-1790 a.C.) fue la última buena época para las chicas de carnes abundantes. El artista flamenco Pedro Pablo Rubens convirtió en celebridades, de la noche a la mañana, a las damas regordetas que hizo aparecer en sus cuadros desnudas y reclinadas con lascivo abandono en sofás bebiendo vino y comiendo uvas. La grasa estaba de moda. Ser glotón era ser próspero y feliz. Y las mozas con muslos como troncos de árbol eran ¡excitantes, excitantes, excitantes!

Pero todas las cosas buenas se terminan y lo mismo sucedió con la era de la mujer oronda. Pronto estuvieron de moda los impresionistas y a las modelos tipo Rubens se les dio un ultimátum. ¡Poneos en forma o tendremos que echaros del sindicato! De repente, las mujeres se embarcaron en unas campañas frenéticas para presentar batalla a las protuberancias. Se pusieron de moda rabiosa las dietas a base de naranjitas chinas, el ayunar durante toda una quincena y los potros de entrenamiento. Fue el inicio de la epidemia global conocida como **El delirio por estar a dieta**, que a veces se cita como **DED.**

La «Asociación de Médicos fumadores empedernidos y con sobrepeso (AMDES)» define el delirio por las dietas como «el impulso incontrolable de probar cualquier artimaña o idea novedosa para perder peso que haya en el mercado, por rara, cara o tortuosa que sea».

Haga la prueba siguiente para determinar si corre usted el riesgo de contraer el DED:

1. Encontrará los libros siguientes en los estantes de su casa:

A. *La dieta médica completa de Scarsdale, La Zona, Los vigilantes del peso, La revolución de la nueva dieta del Dr. Atkins, El poder de las proteínas* y el libro de Oprah Winfrey *Conéctate*.

B. Todos los anteriores y además el libro de Suzanne Somers *Quédate en los huesos comiendo comidas fabulosas, Los corsarios del azúcar, La dieta de Beverly Hills* y *La dieta de rotación*.

C. Todos los anteriores y además el libro de Delta Burke *La dieta Jo-Jo, Púrguese con Calista, Atracarse sin sentir culpa* de la Dra. Joyce Brothers y el de la Dra. Laura, *Las diez cosas estúpidas que hacen las mujeres para estropear completamente sus muslos*.

D. *La grasa es un problema feminista* y *Moby-Dick*.

2. Si abriera ahora su ático, encontraría:

A. Un NordicTrack.

B. Un NordicTrack, una cinta de andar y una máquina de remar.

C. Un NordicTrack, una cinta de andar, una máquina de remar, una máquina de subir escaleras, una máquina para trabajar los muslos, tres juegos de mancuernas, ocho vídeos de ejercicios y un par de botas de alpinismo.

D. El hombre más guapo del mundo.

3. Utiliza su bicicleta fija:

A. Diariamente.

B. Semanalmente.

C. Mensualmente.

D. Para secar mis *panties*.

4. La última vez que siguió una dieta, duró:

A. Seis semanas.

B. Seis días.

C. Seis horas.

D. Todo un bocado.

La manera de puntuar:

Si lo que ha marcado han sido casi todo **A**, corre usted un riesgo entre *bajo y moderado* de caer en el delirio por hacer una dieta. Recompénsese con una Cola de régimen.

Si lo que ha marcado han sido casi todo **B**, corre usted un riesgo entre *moderado y alto*. Consuma tres bolsas de Chetos de queso y una pieza de cualquier tontería. Se recuperará usted.

Si sus respuestas han sido casi todo **C** se encuentra en la categoría de riesgo de *alto a excesivo*. Tráguese una caja de Magnums de chocolate lo antes posible.

Si todas sus respuestas han sido **D**, láncese de cabeza a la comida de régimen. (Enfrentémonos a ello, de todos modos ya estaba casi en esa fase.)

Las mujeres que padecen DED pueden estar en alguna de las cuatro categorías siguientes (o más):

* La mujer que colecciona dietas.
* Las adictas a las dietas de choque y de quemar calorías.
* La mujer que sigue las modas.
* La que hace dieta virtual.

Los síntomas

La mujer que colecciona dietas

La mujer que padece el delirio por hacer dieta se siente obligada a coleccionar todos los libros de dietas, cacharros para hacer ejercicio y cintas de vídeo que se hallen en el mercado confiando que *uno* de ellos le proporcionará los resultados que está buscando: un cuerpo como el de Elle McPherson en veinticuatro horas o menos. En el armario de esa mujer encontrará usted docenas de libros, cintas y máquinas, muchas de las cuales aún están envueltas en plástico. *Las coleccionistas deberían tomar todas las precauciones posibles para evitar ver los infocomerciales y las cadenas de televisión que venden a domicilio, como «La tienda en casa».* De hecho, después de hacer un diagnóstico de DED muchos médicos recetan que se desconecten inmediatamente todos los televisores, especialmente la televisión por cable.

Las adictas a las dietas de choque y de quemar calorías

Se trata de la mujer que, cuando sólo falten cinco días para la Fiesta del Año, se matará de hambre sin compasión esperando poder meterse dentro del traje de la talla 42 que se compró hace seis meses para «motivarse» a perder peso. Es habitual que esta mujer tenga una talla 46-48. Se priva de comer todo lo que sea sólido y bebe únicamente agua con limón y un Tab de vez en cuando. Hace ejercicio siete veces al día, se pone pantalones de goma para sudar más y se pesa después de cada ejercicio. Después de cinco terribles días, peso cuatro kilos menos pero todavía está a una talla de distancia de su objetivo. La tarde antes de la fiesta, se acerca tambaleándose al centro comercial y casi loca de hambre, se compra el primer vestido de fiesta cuya cremallera consigue hacer subir. En la Fiesta del Año, se coloca al lado de la mesa del buffet con media botella de champagne y se va tragando, bocado a bocado, toda la comida que no esté pegada o clavada a la mesa.

La mujer que sigue las modas

Las dietas de moda son irresistibles para las mujeres que sufren de DED... y cuanto más extravagantes, mejor. Cada semana, una nueva moda atrae a las indefensas compradoras de alimentos desde las portadas de la prensa amarilla:

¡¡NUEVO!! LA DIETA DEL ORGULLO GAY DE CHER Y CHASTITY: ¡¡TODO EL SORBETE ARCO IRIS QUE PUEDAS COMER!!

¡¡LA DIETA DE LOS ALIEN DA A UN RECIÉN NACIDO DE 20 KILOS UN ASPECTO COMPLETAMENTE NUEVO!!

¡¡PIERDA 2 KILOS AL DÍA CON LA DIETA DE CIGARROS DE MONICA LEWINSKY!!

Los expertos médicos advierten en contra de las dietas de moda, ya que tienen tendencia a estar desequilibradas nutricionalmente, deficientes en calorías y perjudiciales para su vida social. Florencia, una actriz de veintiocho años de edad, nos describe la manera en que una dieta popular casi destruyó su carrera y terminó con una relación:

Yo tenía que perder cinco kilos antes de una audición y alguien me habló de esa dieta de la sopa de col. Pensé: «¿Qué diablos? ¡Puedo comer lo que sea durante dos semanas!». Hice litros y litros de esa cosa, con montones de cebollas, pimientos y catorce coles... bien sazonado para que tuviera buen sabor, claro está. Bueno, funcionó de maravilla, como un hechizo... excepto por un pequeño problema. Yo me repetía (o petardeaba como quiera usted llamarlo) como un AK-47 (por arriba y por abajo). Mi novio se marchó de casa, diciendo que quería poner más «espacio entre nosotros... algo así como diez manzanas». Los amigos empezaron a llamarme Flo la flatulenta. Pero el golpe final, por así decirlo, me lo dieron en la audición. Yo estaba haciendo la escena de la muerte de Julieta: «Oh daga feliz... ésta es tu vaina, enmohece en ella y déjame morir». Me tiré sobre la espada, dejándome caer sobre el cuerpo de Romeo. En el teatro había un silencio de muerte... hasta que yo dejé ir la más sonora fanfarria gaseosa que el mundo jamás había oído. Ni que decir tiene que no conseguí el papel. Pero el director si que me incluyó en el reparto de su siguiente obra: La heredera del viento.

La que hace dieta virtual

Esta víctima del DED es la mujer que insiste en que está haciendo régimen constantemente pero que come todo lo que quiere sin sentir ni una pizca de culpabilidad. Esto exige un complejo proceso psicológico de racionalización en el que la mujer llega a *creer* ciertas reglas de exenciones aceptables de la dieta:

1. La comida que se toma de los platos de otras personas, especialmente si se trata de niños, no tiene calorías. Se trata de comida «prestada» y por lo tanto puede ser «devuelta». Ése es el motivo de que cada noche, usted pueda terminar los postres de sus hijos sin aumentar ni un gramo de peso.

2. La comida que se toma a toda prisa –ya sea en el coche o yendo a pie– no tiene calorías. «A toda prisa» es sinónimo de «correr» con lo que quema hasta ochocientas calorías por hora, por lo que niega su ingesta y acelera su metabolismo para el resto del día.

3. La comida caliente que se enfría pierde sus calorías y cuando se vuelve a calentar, éstas no se recuperan si se utiliza un microondas.

4. Si toma comida que le han vendido organizaciones sin ánimo de lucro como las organizaciones infantiles deportivas o de otro tipo, puede deducir el 50 por ciento de las calorías como donación de caridad.

5. La comida del menú de los niños tiene un 40 por ciento menos de calorías que la misma comida en el menú normal y corriente, porque cuesta un 40 por ciento menos. Por ello puede robar comida de los platos de sus hijos cuando no miran y no aumentar ni un gramo de peso.

6. Si está de viaje de negocios y tiene una dieta para comidas de 20.000 pesetas al día, puede deducir hasta 20.000 calorías por día sin contar las bebidas alcohólicas.

7. La comida tonta o improbable como queso en lata, no tiene calorías porque, de todos modos, ¿quién se toma en serio una comida como ésa?

El tratamiento

Hasta que la sociedad moderna deje de adorar los músculos de acero y empiece a encontrar la belleza que se oculta entre los pliegues de muslos y estómagos gordezuelos, hay pocas esperanzas de que se encuentre una cura permanente para el delirio por la dieta. Por el momento, el mejor tratamiento parece ser el «parche DED» que, cuando se fija a la piel sobre el segundo estómago que llega por debajo del ombligo, puede satisfacer las ansias de tomar apio, agua mineral y de los vídeos de Jane Fonda o Cindy Crawford... por lo menos temporalmente.

18

El síndrome del nido vacío

SNV

Los hechos

El trabajo de una madre es educar a su hijo para que sea independiente. En condiciones normales y sin incluir el tiempo pasado en la cárcel o en el servicio militar, éste es un proceso que dura entre dieciocho y veintidós años. Mami deja de cortarle la carne en pedacitos, limpiarle el culito, peinarle y lavarle la ropa. El niño o la niña crecen, se marchan de casa, se ganan la vida y si Dios quiere, le enviarán a su madre, en un plazo de diez días después del cumpleaños de su madre, una planta o un frasco de colonia barata. Se trata de la estrategia universal de salida. Pero en algunos casos, cuando el hijo o la hija dejan, por fin, el nido... mami parece que sufra el «mono» causado por la droga. Los expertos han identificado esta respuesta como el **síndrome del nido vacío**, o SNV.

Hay dos clases de enfermos de SNV:

1. SNV-Tipo MT: Madres que tienen un *miedo terrible* al nido vacío.

2. SNV-Tipo MG: Mamis que se *mueren de ganas* de que los mocosos se marchen.

Cada tipo tiene su propio conjunto distintivo de síntomas, pero los síndromes pueden solaparse o alternase en cualquier momento dado.

Los síntomas

Snv-tipo mt: tener un miedo terrible al nido vacío

SNV-MT es una forma de ansiedad causada por la separación y es frecuente que las víctimas emitan señales de aviso ya al principio de la vida del niño. El indicador más corriente es el de estallar en unos llantos incontrolables. Las madres predispuestas al SNV-MT rompen a llorar de manera espontánea en cualquier ocasión que represente, aunque sea remotamente, un hito en la vida de su hijo o hija:

* El primer corte de pelo.

* La graduación del jardín de infancia.

* La primera menstruación.

* El primer grano.

* El primer día que les recoge el autobús del colegio.

* El último día de autobús (y no por la misma razón).

Otra señal de advertencia precoz y corriente es el exceso de saludos con la mano. La mujeres propensas a sufrir el SNV-MT no pueden decirle adiós a sus hijos sin agitar la mano alocadamente durante períodos de tiempo extraordinariamente largos. Es la madre típica que sigue agitando la mano tres minutos después de que el autobús de la escuela ha abandonado la parada. En casos extremos, la mujer intenta prolongar la marcha del niño corriendo al lado del autobús, tren o avión. Esta conducta puede ser peligrosa y no se recomienda.

Ángela, de veintinueve años de edad, es una mujer que sufre SNV-MT y que vive en Alicante. Nos cuenta una experiencia casi mortal que tuvo mientras saludaba con la mano:

> *Estaba enviando a Tomás a pasar el día de colonias. Nunca había ido antes en un autocar de la escuela y estaba muy nervioso. Le dije que me hiciera una señal por la ventana cuando hubiera encontrado su asiento, pero se distrajo. Empecé a agitar la mano para llamarle la atención ¿sabe? El autocar se puso en marcha y yo empecé a correr a su lado. Al principio sólo al trote y luego a toda velocidad. Muy pronto, todos los chicos estaban mirándome, riéndose y señalándome. Todos excepto To-*

más. Yo me puse a correr más deprisa y a dar saltos para mirar por las ventanas. No me di cuenta de que el autobús iba reduciendo la velocidad. De repente, una señal gigante de stop surgió del autobús, me dio en toda la cara, y me tiró al suelo sin sentido. El conductor del autobús me dejó en urgencias ya que le iba de camino. Tomás estuvo toda una semana sin dirigirme la palabra.

Otras señales precoces del SNV-MT incluyen:

* La incapacidad de preparar la mochila a su hijo para que se quede a dormir en casa de un amigo sin desmoronarse.

* Dejar notas diciendo «¡Vuelve a casa a toda prisa!» en la comida que se lleva a la escuela.

* Negarse a marcharse al terminar el Día de visita al campamento de verano.

Si se hace caso omiso de las señales de aviso precoces, una madre predispuesta puede tener un trastorno SNV grave. Para cuando el hijo o la hija sean mayores de edad, los síntomas se habrán vuelto mucho más graves. Los científicos que estudian a las víctimas de SNV-MT en el Instituto «Joan Crawford para las disminuidas maternales» dicen que las pacientes experimentan síntomas similares a los que tienen los adictos al crack cuando se les niega una dosis.

Las mujeres que han sufrido el síndrome de abstinencia del SNV dicen que empiezan a ansiar cosas que juraron que nunca encontrarían a faltar:

* Las llamadas de la policía a la 2 de la mañana.

* Ropa interior sucia en los pomos de las puertas.

* Brillo corporal en el fregadero.

* Huellas de neumáticos en todo el jardín.

* Salpicaduras en el asiento y la tapa del retrete.

* Periódicos deportivos por todas partes.

* Chocolate crujiente en la alfombra.

La madre a la que se ha privado de todo lo anterior se quedará sentada y sin moverse debido a la falta de estímulos, durante largos períodos de tiempo. Para poder arreglárselas con su depresión y ansiedad, algunas mujeres toman medidas desesperadas para volver a sentirse normales. Ginebra, una mujer de cuarenta y seis años de edad nos habla de sus sentimientos después de que su hijo menor abandonara el hogar por primera vez:

> *Después de que Pepe se marchara, yo iba con frecuencia a su antigua habitación y me quedaba sentada en su futón, mirando sus pósters de Salvad la María y sus bols de cereales llenos de moho. Me descubrí contemplando con añoranza a los vagabundos adolescentes que vagan por la parte vieja de la ciudad. Uno se parecía tanto a Pepe que le ofrecí dos mil pesetas para que fuera a casa conmigo, pusiera música grunge a un nivel ensordecedor de decibelios y me dejara que le gritara un rato por lo largo que llevaba el pelo. Para cuando conseguí darme cuenta de que lo que estaba buscando era un hijo suplente, el chico ya había avisado a la policía y me había denunciado.*

Snv-tipo mg: se mueren de ganas de que los mocosos se marchen

La otra cara de la moneda de este síndrome misterioso son las mujeres que *esperan ansiosamente* el día en que su último hijo abandone el nido. Estas mujeres viven ocultas «dentro del armario» ya que la sociedad tiene tendencia a fruncir el ceño a las madres que se mueren de ganas de desembarazarse de sus hijos. En contra de la creencia popular, estas mujeres no son frías ni carentes de corazón. Lo que sucede es que están hartas de compartirlo todo. Sus motivos incluyen:

* Tienen ganas de convertir ese dormitorio maloliente en una de esas habitaciones en que «todo es para mí» de las que esa maravillosa presentadora de televisión está hablando siempre.

* Quiere programar una venta de saldos a sus vecinos el día después de que el chico o la chica se hayan trasladado.

* Quiere reclamar sus neveras, ropa, Cds y platos.

Con estos propósitos en mente, estas mujeres harán lo imposible para facilitar y acelerar la marcha del hijo o la hija del nido. Dolores una mujer de cincuenta años y madre de tres hijas, escribe lo siguiente:

Cuando la más pequeña, Astrid, entró en la pubertad yo empecé a solicitar —en secreto, claro está— folletos de universidades. No es que yo no la quisiera, sólo quería que me devolviera mi cuarto de baño. El día que cumplió los diecisiete años, le regalé una montaña de folletos de universidad, alfabetizados, catalogados y priorizados de acuerdo con la situación geográfica de la universidad y las posibilidades de conseguir que la aceptaran de acuerdo con su nota media del momento y ya la matriculé para la selectividad, me cuidé de que unos profesionales le hicieran el currículum, conseguí cartas de recomendación y todo lo que se me ocurrió que podía ayudarla a ella y a mí. En su dieciocho cumpleaños, ella anunció que estaba pensando en matricularse en la escuela local de cosmética y que viviría en casa para ahorrar dinero. Aún sigo llorando por el cuarto de baño que perdí, pero mis uñas no han estado nunca mejor.

Al igual que Dolores, las madres con SNV-MG tienen tendencia a apresurar la marcha del hijo o la hija, obligándole a crecer antes de lo que debería. Josefina, una madre de cuarenta y cuatro años de edad, confiesa:

El primer día que se aceptaban inscripciones en la universidad, desperté a Juan muy pronto para que tuviéramos tiempo de llegar a la universidad estatal. Se tardan cinco horas. Todavía estaba atontado a consecuencia de una fiesta a la que acudió la noche anterior pero el coche hacía días que estaba preparado así que le dije que subiera a la parte de atrás y durmiera todo el camino. Cuando llegamos a la residencia, le pedí la llave y llevé todas sus cosas a su habitación. Parecía que estaba un poco atontado, pero su padre y yo nos cuidamos de todo: deshicimos las maletas, le conectamos el ordenador y el estéreo y le hicimos la cama. Cuando le di el beso de despedida -ansiosa de llegar a casa para disfrutar de mi nueva habitación de coser- sus ojos se llenaron de lágrimas. «¿Qué pasa?» le dije. «¡Nunca antes has sentido nostalgia!» Me miró con todo el dolor de su corazón en los ojos y dijo: «¡Pero mami, aún tengo que ir un año más al instituto!».

El tratamiento

El síndrome del nido vacío no tiene cura. No hay vacuna ni panacea alguna. Pero las que lo padecen pueden consolarse pensando que en el 82 por ciento de todos los casos, el SNV es un trastorno temporal. Justo en el momento en que haya usted conseguido organizar su nueva vida sin los chicos, éstos volverán y esta vez les acompañarán sus propios mocosos.

19

La enfermedad de «¡Me he vuelto como mi madre!»

EMHEVCMM

Los hechos

En el principio estaba Eva. Eva tuvo dos hijos, Caín y Abel que se habían ganado toda una reputación en el Paraíso por sus numeritos de poli bueno/poli malo. La hija de Eva, Sheila, no era tan conocida. Mientras sus hermanos se peleaban por las ovejas de la familia, Sheila se quedaba en casa a trabajar al lado de su madre. El resultado es que Sheila se convirtió en una experta en esquilar, en hilar lana y en cocinar un estofado de cordero siempre que salía alguno con mal genio... exactamente igual que lo hacía su madre.

Sheila se dio cuenta pronto de que se estaba volviendo más parecida a Eva de lo que ella podía haber deseado jamás. Charlaba con las serpientes, robaba frutos prohibidos y se ponía la última hoja de parra del año. Un día, mientras preparaba a una oveja para el matadero, se oyó pronunciar una de las frases características de Eva:

«¡No me mires con ese tono de voz!»

Mortificada, Sheila se desterró a sí misma de a familia y se escapó con un tipo llamado Noé. Éste fue el primer caso del que se tiene noticia escrita de **la enfermedad de «¡me he vuelto como mi madre!»** o **EMHEVCMM**.

La EMHEVCMM es producida por el conflicto interno que surge cuando usted se da cuenta de que:

1. su madre la vuelve más loca que cualquier otro ser humano sobre la faz de la tierra, y

2. cada día que pasa, se vuelve usted más parecida a ella.

Haga la prueba siguiente para ver si es posible que sufra de EMHEVCMM:

1. Cuando voy conduciendo a través de la ciudad, me gusta:

   A. Ver lo lejos que puedo llegar sin cambiar de carril.

   B. Probar mis frenos cada doscientos metros.

   C. Escuchar una de esas bonitas y viejas canciones románticas.

2. Cuando mi hijo de diez años tiene una gota de mostaza o de ketchup en la cara, yo:

   A. Le digo que vaya al cuarto de baño y se lave antes de que se manche la camisa.

   B. Mojo una servilleta de papel en un vaso de agua helada y se lo limpio yo misma.

   C. Me lamo el dedo gordo y restriego su mejilla con mi saliva hasta que jura que jamás, en toda su vida, volverá a ponerse ketchup o mostaza.

3. En el aparcamiento del centro comercial, tengo la costumbre de:

   A. Conducir en círculos hasta que encuentre un lugar que esté al final de la hilera.

   B. Ocupar dos espacios de aparcamientos.

   C. Seguir lentamente a los compradores que salen cuando se dirigen a sus coches para ver si están aparcados en un lugar al final de la hilera.

Si ha contestado usted **A, B** o **C** a alguna de las preguntas anteriores, es posible que ya padezca la enfermedad de «¡me he vuelto como mi madre!».

Entre los síntomas se incluye:

* Hablar como su madre.

* Cambios en la morfología corporal.

* Repartir, a troche y moche, consejos que no se le han pedido.

* Toma de decisiones dependiente.

* ESP (percepción extrasensorial) maternal (cuando la madre sabe que usted ha hecho algo, a pesar de que se encuentre a quinientos kilómetros de distancia).

* Zapatos cómodos.

Los síntomas

Hablar como su madre

Una de las señales de aviso más precoces es que usted se escucha diciendo esas palabras o frases que juró que *jamás* diría en toda su vida:

* ¡Come antes de que se enfríe!

* ¡No te lo toques, se va a infectar!

* Sácate eso de la boca, ahora mismo. No sabes dónde ha estado antes.

* ¡Porque yo lo digo, mira por qué!

* Con la ropa buena no.

* ¡Yu-ju!

Al final, incluso su voz empieza a sonar exactamente igual a la de su madre. Cuando usted telefonea, a su padre le resulta imposible diferenciar sus voces. A veces, antes de que usted pueda identificarse, él empieza a decir cosas guarras como: «¡Venga mami, date prisa en volver a casa! ¡Papi necesita unos azotes!». Hay mujeres que lo encuentran excesivamente freudiano y se someten a terapia inmediatamente.

Cambios en la morfología corporal

Entre los treinta y cuarenta y cinco años, una mujer se despierta y descubre de repente que su cuerpo se ha vuelto, para bien o para mal, exactamente igual al de su madre. Desde la parte de abajo de los brazos que le cuelga a las venas varicosas, desde las manchas causadas por el hígado al cuello de pavo... el legado físico de una madre es el regalo que se sigue dando durante toda la vida. Y ése es el motivo de que cuando alguien le dice a una mujer: «¡Eres igualita que tu madre!» ella no sabe si decirle «Gracias» o «Vete a hacer puñetas», o algo peor.

Repartir, a troche y moche, consejos que no se le han pedido

Una mujer que padece esta enfermedad se siente obligada a dar consejos a todo el mundo, a los niños, a los compañeros de trabajo, y a personas completamente extrañas. Y aún es más cierto cuando el consejo se refiere a temas de salud o del hogar. Elena, una fiscal de treinta y cuatro años de edad, recuerda un momento EMHEVCMM que se produjo dentro de un ascensor:

> *Iba de camino al piso cincuenta con un par de abogados a los que no conocía. Uno de ellos tenía una tos horrible y no podía dejar de toser. Yo le solté: «Sabe, un poco de miel con limón le solucionaría esa tos tan inoportuna». Me dio las gracias y como sólo estábamos en el piso treinta y dos, me di la vuelta hacia el otro tipo y dije: «Un poco de sifón sacaría inmediatamente esa mancha de salsa marinara». «¿De verdad?» me preguntó. Para cuando llegamos al piso cincuenta ya le había dado al primer tipo todos mis pañuelos de papel y estaba sacando la pelusa de la chaqueta del otro. A ellos les pareció bien pero cuando me di cuenta de lo que había hecho, me dio tantas vueltas la cabeza que tuve que sentarme.*

Toma de decisiones dependiente

Uno de los aspectos más intrigantes del EMHEVCMM es la tendencia que tienen unas mujeres independientes y de éxito a consultar a sus madres antes de tomar decisiones, grandes o pequeñas. Patricia L., de treinta y nueve años y directora general de su propia empresa de diseño textil, confiesa:

> *Yo superviso a 150 personas y tengo un presupuesto anual de 800 millones de pesetas. Estoy doctorada en Administración de empresas, tengo una hipoteca y un Mercedes sensacional. Y sin embargo, antes de comprar los muebles del comedor, un par de zapatos o un lápiz de labios de 3.000*

pesetas... tengo que telefonear a mi madre. La llamo directamente desde la tienda y le describo con gran detalle la cosa que estoy pensando comprar. Y, cada vez, ella me da el mismo consejo: «Si es demasiado moderno y a la moda, te cansarás de ello». He intentando hacerlo sola, pero siempre acabo comprando algo estúpido, como pantalones de payaso.

Esp (percepción extrasensorial) maternal

Según las encuestas científicas realizadas por el «Instituto Dionne Warwick de Fenómenos Psíquicos» de San José, alrededor de la mitad de todos los habitantes de Estados Unidos dice que cree en la percepción extrasensorial. La otra mitad no está segura pero quiere aprovecharse de poder leer esas encuestas gratuitamente. Pero un significativo 95,2 por ciento de los encuestados insisten en que creen en la ESP maternal. O sea, la capacidad que tiene una madre de leer las mentes, ver a través de la líneas telefónicas y de «olfatear los problemas».

Existen tres variedades de la ESP maternal:

* Telepatía (comunicación de mente a mente): La madre manda a su hijo o hija pensamientos como «Que no se te ocurra pedirme prestado el coche» o «Me has defraudado tanto».

* Clarividencia (la percepción de acontecimientos remotos): Como cuando la madre sabe que una hija adulta y soltera no durmió en su cama la noche anterior.

* Precognición, o la percepción de acontecimientos futuros: «Si no vienes por Navidad sucederá algo terrible, como que tu padre tendrá bocio».

Zapatos cómodos

Otra manifestación misteriosa de la EMHEVCMM es el deseo repentino que siente una mujer de llevar zapatos cómodos. Esto acostumbra a suceder entre los treinta y los cuarenta años, y más pronto en el caso de las camareras, enfermeras y carteras. En ese momento, una mujer dejará permanentemente de llevar tacones y pasará a llevar zapatos planos, adoptando el código de vestir de su madre en cuanto al calzado adecuado.

20

No puedo acordarme de nada, o sea, ni de una puñetera m.

NPADN

Los hechos

El cerebro femenino es el más poderoso, eficiente y versátil de todos los órganos del cuerpo humano, incluyendo los órganos masculinos. Sí, incluso ése en el que usted y yo estamos pensando. El cerebro de una mujer que tiene la capacidad de realizar, simultáneamente, más funciones que un superordenador de la NASA, puede realizar innumerables tareas al mismo tiempo:

* Toma de decisiones críticas: *¿Papel o plástico?*

* Cálculos algebráicos complejos: *Si una trufa tiene 130 calorías y una clase de aerobic quema 600 calorías por hora, cuántos viajes al gimnasio serán necesarios para eliminar una docena de cremas de amaretto?*

* Intrincada coordinación manos/ojos: *Hacer trenzas francesas.*

* Pensamientos existenciales: *Me hincho, luego existo.*

Pero la característica más impresionante del cerebro femenino es la compleja red de *circuitos de memoria*. Una mujer experimenta la vida por medio de sus sentidos: vistas, sonidos, sensaciones, sabores, olores y el sexto sentido de «pelear o huir» que es el que la protege de las jóvenes que sueltan perfume a chorros en los departamentos de perfumería de los grandes almacenes.

Estos impulsos sensoriales se transmiten y almacenan en «centros» que tiene el cerebro y a los que en ocasiones se les otorga el nombre de «bancos de memoria». Cada «banco» tiene «depósitos», o «reservas» de información, que ella puede «retirar» en cualquier momento. Pero a medida que una mujer va envejeciendo, se olvida, a veces, de hacer el «balance» del «talonario» de su cerebro y como no sabe el saldo de que dispone, agota sus «reservas» y obliga al banco de memoria a cerrar su «cuenta» por tener «fondos insuficientes». Cuando esto sucede, es posible que una mujer sea víctima de un síndrome llamado NPADN o, **No puedo acordarme de nada**, a pesar de que la mujer diría que está mejor expresado diciendo: **o sea, ni de una puñetera m.**

NPADN es un trastorno misterioso que afecta a la memoria reciente de una mujer, mientras deja los recuerdos antiguos (como los nombres de pila de todos los personajes de la serie Trece por docena o Bonanza) virtualmente intactos. Esta enfermedad ha tenido desconcertada a toda la comunidad médica durante años y los científicos siguen luchando por poder explicar el motivo de que una mujer pueda recordar con toda exactitud y viveza:

* Qué es lo que se puso para ir a ver una actuación de Locomotoro, Valentina y el Capitán Tán cuando estaba en primaria.

* Los cumpleaños de todos sus antiguos novios.

* Todos y cada uno de los episodios de *Verano Azul*.

* Números de teléfono de hace treinta años.

* La letra de cada una de las canciones de Julio Iglesias...

Y sin embargo seguir conduciendo durante kilómetros antes de darse cuenta de que se ha dejado el bolso encima del techo del coche.

No puedo acordarme ni de una puñetera m es una enfermedad cuyo progreso sigue tres fases que se determinan según el grado de declive de la mente de una mujer:

* Fase Uno: Se está yendo.

* Fase Dos: Se está yendo.

* Fase tres: ¡Ya se ha ido!

Los síntomas

Fase uno: se está yendo

La primera fase se produce, corrientemente, en mujeres de unos treinta años más o menos. Depende del número de hijos, maridos y canutos de maría que se fumó en la universidad. Las señales precoces incluyen:

* Olvidarse nombres de conocidos.

* No saber dónde ha dejado cosas como las llaves del coche y el control remoto.

* Llegar quince minutos tarde a las citas con el médico.

* La incapacidad de encontrar el coche en el aparcamiento del aeropuerto.

La mayoría de mujeres atribuyen estos lapsus al estrés de la vida diaria, a que están preocupadas, o sencillamente a que no han prestado atención. Y aunque los síntomas son moderados y no necesitan tratamiento, una mujer en Fase Uno debería seguir siendo cauta y evitar los electrodomésticos a gas.

Fase dos: se está yendo

Alrededor de los cuarenta años, una mujer se da cuenta de que tiene unos lapsus de memoria más significativos, incluyendo:

* Olvidarse de los nombres de los compañeros de trabajo o amigos.

* No saber dónde tiene cosas como la cena.

* Llegar una semana tarde a la cita con el médico.

* La incapacidad de encontrar el coche en el aparcamiento de la oficina.

Estos síntomas pueden ser inconvenientes y enojosos pero, en la mayoría de casos, no son causa de alarma... a menos, por supuesto, que la cena que no sabe donde está sea de pescado.

Fase tres: ¡ya se ha ido!

En la fase más avanzada, provocará una o más de las conductas siguientes:

* Se olvida del nombre de la persona que está en la cama a su lado.
* No sabe dónde ha dejado cosas como el gato de la familia o el niño pequeño.
* Llega un año tarde o pronto a una cita con el médico.
* La incapacidad para encontrar su coche en su propio garage.

En esta fase, la intervención se recomienda *muchísimo*.

Cómo puede arreglárselas

Una mujer con NPADN hará lo imposible para ocultar su enfermedad a los amigos y familiares. Utiliza estrategias extremas y en ocasiones extravagantes para intentar mantenerse al tanto. Alguno de los mecanismos más corrientes para írselas arreglando son:

Etiquetas con el nombre

Las víctimas de NPADN lo pasan muy mal intentando recordar los nombres. Ése es el motivo de que algunas mujeres salten de alegría, literalmente hablando, cuando consiguen ver a hurtadillas el nombre que aparece en una mesa de una fiesta o reunión. Por el mismo motivo, hay algunas que sufren una profunda ansiedad cuando en algún acto no se proporcionan etiquetas con el nombre. Diana C. de cuarenta y seis años, conocida como la «dama parisina de las etiquetas», lleva a todas partes a las que va una gran cantidad de distintivos que dicen «Hola, mi nombre es...», sólo por si acaso.

Nunca sabes cuando puedes encontrarte en una situación en la que necesitas distintivos con el nombre: bodas, entierros, ascensores. Así que hago el esfuerzo de colocar una etiqueta con su nombres a cada persona con la que entro en contacto. De ese modo, no hay manera de equivocarse o de pasar vergüenza. Ya no habrá más presentaciones terribles de ésas de «¿Y tú eres...?». Es un poco caro, por supuesto, especialmente en los partidos de fútbol, pero una vez que ya les he colocado las etiquetas, a la gente le gustan de verdad... en especial a las mujeres.

Listas

Una de las herramientas más útiles que utilizan las mujeres que sufren esta enfermedad es la listas de «Cosas por hacer». La mujeres que no pueden recordar ni una puñetera m... elaboran con mucho esmero y atención listas de tareas que deben realizar en un día, una semana, o un mes. Es frecuente que estas listas tengan indicadas sus prioridades por medio de banderas rojas, signos de admiración, o códigos:

A = Prioridad uno: tiene que hacerse *ahora.*

B = Importante, hay que hacerlo cuanto antes.

C = Bastante importante, intenta no olvidarlo.

D = ¿Por qué molestarse?

Desgraciadamente, las víctimas de NPADN invierten una cantidad extraordinaria de tiempo haciendo las listas de «cosas por hacer» sólo para perderlas, tirarlas junto con los periódicos viejos, o hacerlas a tiras junto con la lechuga o la col de la ensalada.

Otra herramienta de inapreciable valor es la «lista de la compra». *¡¡¡Las mujeres que padecen NPADN no deben ir JAMÁS al supermercado sin una lista!!!* Los archivos de la policía están llenos de informes sobre personas desaparecidas que tratan de mujeres que fueron a la tienda de alimentación sin una lista de la compra... y jamás regresaron. Sin la lista como muleta, la mujer que padece NPADN vaga a la deriva por la tienda, contemplando durante horas las cajas de productos lácteos, los mostradores de la carne y las estanterías de productos, murmurando: «¡Vaya... ¿y qué es lo que he venido a buscar aquí?». A la hora de cerrar los tenderos realizan «barridos de seguridad» con lo que sacan a las clientas confundidas y perdidas por los pasillos y las conducen fuera de las tiendas. Esto puede ser muy peligroso, especialmente si esa mujer no es capaz de encontrar su coche cuando está oscuro.

Notas de las que se pegan

El arma más eficaz en la lucha contra el NPADN es la nota que se pega. Las víctimas que se encuentran en período de recuperación las utilizan para todo –en las neveras, teléfonos, tableros de los coches, cabeceras de cama– en todo lugar es que se necesite disponer de un amable recordatorio. Sin embargo, cuando se abusa de ellas la costumbre puede descontrolarse. Margarita H., una mujer de treinta y nueve años, madre de cuatro hijos se está recuperando de la aplicación inapropiada de notas de las que se pegan.

> *Siempre estaba olvidando qué niño tenía que estar dónde, para sus actividades de después de la escuela. En ocasiones dejaba a Jaime en el ballet y llevaba a Cristina al entrenamiento de lucha libre. Me daba mucha vergüenza. Finalmente, encontré una solución. Cada mañana, ponía notas de las que se pegan en la frente de los chicos como «Tae Kwon Do a las 4:15». Así, cuando los recogía por la tarde, sabía exactamente a donde llevarles. Durante un tiempo fue algo estupendo, pero entonces los chicos empezaron a tener problemas en la escuela. Los abusones empezaron a llamarles «Cara de Post-it». Los maestros les acusaban de pasar notas en clase. A Julia le salió una úlcera de estómago. A Tomás le salió un sarpullido en la frente. Me pasé seis semanas haciendo terapia para poder librarme de mi costumbre de poner notas. Pero debo confesar que se las sigo poniendo al perro, de lo contrario jamás recordaría que tengo que darle de comer.*

La agenda o el planificador

Otra táctica común y corriente para luchar contra los síntomas del No puedo acordarme ni de una puñetera m... es la utilización de la agenda o el planificador. La investigación nos demuestra que ocho de cada diez víctimas de este síndrome consiguen utilizar sus agendas con éxito. Sin embargo, un significativo 78 por ciento de ellas pierden sus agendas o planificadores antes de que haya pasado un mes desde su compra y jamás los recuperan.

El tratamiento

El cerebro es como un músculo y, por lo tanto, para estar en forma debe hacer ejercicio. Los especialistas en memoria reciente del «Instituto Internacional para el estudio de "¿Qué he olvidado qué?"», han desarrollado un programa revolucionario para mujeres con NPADN a fin de ayudarlas a mantener en forma sus mentes. El régimen incluye los siguientes ejercicios diarios:

* Respiraciones profundas.

* Recitar el alfabeto de atrás hacia adelante.

* Autorrecordatorios verbales («Voy a la nevera a buscar *mantequilla*», «Me estoy tomando las *píldoras* que tengo que tomar hoy»).

* Fichas con afirmaciones de refuerzo («Me acordaré del lugar en que he aparcado»; «No me olvidaré a Juanito en el McDonald's»; «Sacaré el asado de la cazuela antes de ponerla en el lavavajillas»).

Como resulta que el NPADN no puede curarse completamente, es posible que una víctima pueda seguir experimentando episodios de ansiedad... especialmente cuando extravía algo valioso, como un bebé que empieza a andar sentado en una silla de paseo muy cara. En estos casos, se recomienda el *biofeedback* o sea, que la víctima debería: detenerse, respirar profundamente y presionar con fuerza la parte superior de su cabeza con ambas manos, durante cinco minutos o hasta que el miedo desaparezca. Nueve de cada diez veces, la víctima olvidará el motivo por el que estaba disgustada y seguirá adelante con sus cosas.